T0132915

LA MALADIE

LE CRI DE LA CHAIR

PHILOSOPHIE CONCRÈTE

Directeur : Jean-Baptiste RAUZY

LA MALADIE

LE CRI DE LA CHAIR

par

Havi CAREL

traduit par

Thomas BONNIN

PARIS

LIBRAIRIE PHILOSOPHIQUE J. VRIN

6 place de la Sorbonne, V^e

2022

Titre original : *Illness. The Cry of the Flesh*, 3ᵉ édition
© Havi Carel, 2008, 2018. All Rights Reserved.
Authorised translation from the English language edition published
by Routledge, a member of the Taylor & Francis Group

© *Librairie Philosophique J. VRIN*, 2022
Imprimé en France
ISSN 1961-2648
ISBN 978-2-7116-2937-4
www.vrin.fr

À Samir,
Before we mothernaked fall

PRÉFACE À LA TROISIÈME ÉDITION

Lorsque l'on m'a diagnostiqué une maladie pulmonaire en 2006, ma vie personnelle et ma vie en tant que philosophe ont été séparées. L'effet engendré par le diagnostic sur ma vie personnelle a été énorme. On m'a dit que mon pronostic était mauvais (par chance, ce n'est plus le cas) et que j'allais devoir utiliser des bouteilles d'oxygène, et peut-être subir une greffe des poumons. On m'a aussi dit que je ne pourrais pas avoir d'enfant. Tout ce que j'avais jusque-là considéré comme acquis était jeté par la fenêtre. J'étais dans des états d'incertitude et d'anxiété extrêmes. J'ai dû m'adapter, et donner un sens, à d'énormes bouleversements dans mes projets de vie, dans mes attentes et dans ma routine quotidienne. Je me suis demandé : qu'est-ce que la philosophie peut avoir à faire avec tout cela ? À ce moment-là, je me sentais aliénée de la philosophie et énervée par sa nature abstraite. Mes problèmes étaient extrêmement personnels et idiosyncrasiques, mais j'ai cependant ressenti une attente placée en moi, en tant que philosophe : celle de trouver concrètement comment la philosophie pourrait m'aider à vivre avec ma maladie. J'ai donc décidé de mettre la philosophie à l'épreuve et de voir comment elle pourrait être utilisée dans le contexte de la maladie.

Lorsque j'ai commencé à feuilleter les ouvrages de philosophie de la médecine – où je m'attendais à trouver des analyses détaillées de l'expérience de la maladie – je me suis rendu compte de l'existence d'un oubli grave au sein de la philosophie généraliste, d'une incapacité à discuter de ce qui importe le plus aux malades : leurs ressentis, leurs vécus, comment la maladie change leurs vies. À l'exception de quelques auteurs, comme S. Kay Toombs, Matthew Ratcliffe et Fredrik Svenaeus, la phénoménologie de la maladie était largement laissée de côté par les philosophes. Puisqu'être malade est une expérience profonde et quasi universelle chez les humains, je pensais que la philosophie se devait de l'étudier.

Cependant, en parcourant cette littérature, je découvrais que malgré les nombreux écrits philosophiques parlant de la mort, la maladie n'avait de son côté pas reçu le même traitement systématique. D'abord, je me suis demandé s'il y avait des choses distinctement *philosophiques* dans la maladie, et j'en ai découvert. La maladie ne change pas seulement le contenu de nos expériences, en les limitant ou en les rendant douloureuses, mais aussi leur structure. Les expériences de l'espace et du temps, par exemple, sont modifiées dans de nombreux désordres somatiques et mentaux, discutés par Ratcliffe et Thomas Fuchs. La maladie remet en question nos valeurs et notre sens de l'équité. Elle perturbe aussi la recherche de sens à laquelle nous nous livrons de manière routinière.

Je pensais qu'étant donné son impact considérable dans tous les domaines de la vie, la maladie se prêterait naturellement à l'analyse philosophique. Mais, au sein de la philosophie, les écrits sur la maladie prise dans cette perspective sont rares. Pour combler cette lacune, j'ai puisé dans la phénoménologie (principalement chez Merleau-Ponty et Heidegger) pour écrire une analyse philosophique de l'expérience de la maladie, qui associe mes expériences avec une réflexion philosophique. Ce récit, *Illness*, la première édition de ce livre, fut publié en 2008.

Le livre suscita des réactions de la part de professionnels de la santé, de patients et de leurs familles, de responsables politiques et d'enseignants en médecine, ainsi que de philosophes. Leurs réponses, à leur tour, m'ont permis de prendre part à des activités intéressantes et variées, au sein et à l'extérieur du monde académique. J'ai participé à des études empiriques de la maladie, conseillé des corps professionnels, représenté des patients lors de réunions, participé à une métaethnographie de l'intervention médicale et présenté mon travail à des professionnels de la santé et enseignants en médecine.

J'étais à la fois ravie et inquiète de pouvoir interagir avec ces groupes variés. Comment traduire le mystérieux langage de la phénoménologie à des non-philosophes ? Ces idées vont-elles paraître trop abstraites ? Comment rendre la philosophie utile, dans le sens le plus immédiat et direct du terme, à ces personnes, sachant que nombre d'entre elles n'ont jamais été en contact avec la philosophie ? Voici quelques-uns des défis que j'ai dû relever en essayant d'amener la philosophie et, en particulier, la phénoménologie, hors du cadre universitaire en l'important – littéralement – au chevet des patients.

Je me suis aussi confrontée au défi de rapprocher des mondes et des réalités différentes : ceux des philosophes, des professionnels de la santé, des patients et de leurs proches, chacun ayant leur propre idée de la maladie. J'ai rapidement compris que cela ne suffisait pas de rassembler les gens dans une pièce s'ils ne partagent pas un même langage. Comment m'assurer que l'utilité pratique de la philosophie leur est transmise, et qu'ils peuvent se comprendre et coopérer ? La majeure partie du travail initial de mise en relation des philosophes, médecins, utilisateurs de services et membres du public est, avec le recul, un travail de traduction et d'intégration.

La première étape est de construire un terrain d'entente et de créer un espace convivial de curiosité intellectuelle et d'ouverture avec des intervenants venant d'horizons complètement différents. J'ai appris qu'il y avait une tension inévitable, et parfois même de la suspicion, dans certaines de ces rencontres, et qu'on devait laisser de l'espace pour les premiers pas hésitants, les tentatives de communication maladroites, l'incompréhension, pendant la lente élaboration de ce terrain partagé.

La majorité des choses que je considérais comme acquises en tant que philosophe – une certaine manière de questionner, une attention aux détails, un appétit pour l'abstrait – étaient étrangères à la majorité de mes interlocuteurs. Par exemple, en enseignant à des étudiants de médecine, j'en suis venue à apprendre que ces derniers ressentent une certaine frustration et incompréhension à la lecture de textes de philosophie. Parmi les questions fréquemment posées par les étudiants, il y avait « Quelle est la bonne réponse ? » et « En quoi cela me sera-t-il utile pour ma future carrière de docteur ? ». Ces questions m'ont poussée à rechercher une meilleure compréhension de leur conception de l'apprentissage. Les emmener en terres philosophiques, lorsque la vaste majorité de leurs études consiste à apprendre, sans questionner, des faits, était un défi pédagogique que j'ai trouvé à la fois important et très utile. Les idées de réflexion ouverte, de débat continu, et de point de vue différent étaient étrangères à une grande partie de ces étudiants et cela a demandé un effort pédagogique particulier de ma part. Ils étaient invariablement curieux et assidus et ce fut un plaisir de leur enseigner. Mes efforts furent généreusement récompensés par leur apprentissage et le développement de leur pensée.

Malgré ces défis, j'ai réussi à appliquer la philosophie, et en particulier la phénoménologie, au domaine de la santé. Voici quelques exemples des travaux qui ont suivi la publication d'*Illness*. J'ai été très honorée d'obtenir un financement de cinq ans de la part du *Wellcome Trust*, avec comme co-investigatrice principale la Professeure Jane Macnaughton de l'Université de Durham. Notre projet de recherche multidisciplinaire, nommé *Life of Breath*, étudie la respiration et l'essoufflement sous différentes perspectives, incluant la philosophie, l'anthropologie, l'histoire, la médecine, la littérature et les humanités médicales. Nous avons pour objectif d'améliorer la compréhension de l'essoufflement en tant qu'expérience vécue, et non pas seulement en tant que symptôme médical[1].

J'ai mis au point un atelier pour les professionnels de la santé nommé « Qu'est-ce que la maladie ? ». Cet atelier de deux heures invite le personnel de santé à réfléchir sur des idées philosophiques sur la santé, la maladie et la pathologie. L'atelier oppose d'abord l'approche « naturaliste » (qui considère le pathologique comme un concept purement objectif, en le voyant comme un dysfonctionnement biologique) à l'approche « normativiste », qui voit le pathologique comme un concept chargé de valeurs subjectives et sociales. Les participants sont ensuite invités à discuter les conséquences de l'application de chacune des approches sur de vraies prestations de santé.

La seconde partie de l'atelier présente l'approche phénoménologique de la maladie, et demande aux participants de mesurer à quel point l'étude de l'expérience de la maladie, telle que vécue par le malade, peut les informer dans leurs pratiques professionnelles. Quel changement y aurait-il dans leurs soins aux patients ? Concevrait-on un hôpital différemment ? Une consultation serait-elle conduite de manière plus participative ? Le défi épistémique que constitue un diagnostic serait-il facilité par une contribution accrue des patients ?

Pour de nombreux professionnels de la santé, le fait de participer aux ateliers, de réfléchir à des questions abstraites, était quelque chose de nouveau. La plupart d'entre eux, je pense, n'étaient pas convaincus qu'il s'agissait de temps sagement investi. Lorsque j'ai proposé l'atelier à une personne responsable de la formation professionnelle continue des infirmières, elle m'a dit « Nous devons assurer l'hygiène des mains et d'autres trucs pratiques. Votre travail n'est que la cerise sur le gâteau. Nous n'avons pas de temps pour les gâteaux ». Avec ces ateliers, j'ai appris que la discussion abstraite ne suffisait pas dans ce contexte et qu'il me fallait faire plus d'efforts pour mettre en lien les idées théoriques avec les problèmes et défis concrets des professionnels de la santé.

J'ai ensuite commencé à présenter les idées discutées dans *Illness* à différentes audiences. J'ai parlé à la *British Pain Society* sur l'expérience de la douleur. J'ai discuté maladie somatique et mentale avec des psychiatres et des médecins respiratoires. J'ai participé à « *Medecine Unboxed* » et « *Medfest* », et j'ai été le premier patient à intervenir lors

---

1. Voir www.lifeofbreath.org

d'un « *Schwartz Round* », dans lequel les professionnels de la santé ont écouté mon témoignage sur le fait de recevoir un diagnostic grave. J'ai eu le privilège d'intervenir dans de nombreux événements littéraires, comme les Festivals du livre d'Édimbourg et de Dartington et le Festival de philosophie « *Howthelightgetsin* » d'Hay-on-Wye.

J'ai poursuivi l'exploration philosophique de la maladie de plusieurs manières. Je collabore avec un épistémologue, Ian James Kidd, pour développer une analyse de la maladie comme une forme d'injustice épistémique, un concept important récemment proposé par Miranda Fricker[1]. Miranda considère qu'une forme particulière d'injustice est celle faite envers les connaissances d'une personne – par exemple, en donnant une faible crédibilité à leur témoignage – ce que Miranda nomme « l'injustice testimoniale »[2]. Cela fait que ces témoignages peuvent être considérés avec incrédulité, doute, ou qu'ils soient complètement rejetés. Ce phénomène est évidemment d'une importance critique lorsque l'on pense aux descriptions faites par un patient de sa santé.

Un autre type d'injustice épistémique peut survenir lorsque certains groupes sociaux n'ont pas les concepts ni le cadre avec lesquels ils pourraient interpréter et donner un sens à leurs expériences, ce que Miranda appelle « l'injustice herméneutique ». Certaines expériences, comme celle de ne pouvoir avoir d'enfants à cause d'un problème médical, n'ont pas encore été nommées et articulées (des premiers jalons peuvent être trouvés dans le mémoire de Master de Colette Gilkes que j'ai eu la chance de diriger). Plus particulièrement, nous avons tendance à dédaigner le témoignage des enfants, ou échouons parfois complètement à les recueillir, ce qui peut déboucher sur des tragédies, comme cela a été rapporté à maintes reprises par la protection des enfants. J'ai collaboré avec une pédiatricienne, Gita Gyorffy, pour écrire un article sur les enfants en tant que patients qui a été publiée en 2014[3].

Nous avons écrit, avec Ian James Kidd, plusieurs articles pour décrire comment l'injustice testimoniale et, plus sérieusement, l'injustice herméneutique jouent un rôle dans l'interaction entre les professionnels de la santé et les patients, et étudier comment la phénoménologie peut aider à réduire ces types d'injustices subis par les personnes malades[4].

---

1. M. Fricker, *Epistemic Injustice: Power and the Ethics of Knowing*, Oxford, Oxford University Press, 2007 [NdT].

2. *Ibid.*, chap. i.

3. H. Carel, G. Gyorffy, « Seen But Not Heard : Children and Epistemic Injustice », *The Lancet* 384 (9950), 2014, p. 1256-1257.

4. Voir notre article « Epistemic Injustice in Healthcare : A Philosophical Analysis », in *Medicine, Healthcare and Philosophy* 17 (4), 2014, p. 529-540 et « Epistemic Injustice and Illness », *Journal of Applied Philosophy* 3 (2), 2016, p. 172-190.

Le fait de penser davantage aux applications de la phénoménologie à la maladie m'a aussi conduite à transformer certains des thèmes d'*Illness* en outils pratiques : une « boîte à outils du patient » qui puise dans les ressources philosophiques pour venir en aide aux malades. L'idée a été développée dans un article publié dans le *Journal of Medicine and Philosophy* en 2012. L'article suggère que la phénoménologie peut s'avérer utile aux patients, en leur donnant des outils pour questionner et élargir leur compréhension de la maladie. L'idée est d'offrir un accompagnement philosophique des patients qui ne s'inspire pas directement d'un modèle préexistant de la maladie. Son but est plutôt d'apporter un outil individualisé et flexible que les patients peuvent utiliser pour développer leur compréhension de leur maladie. J'espérais qu'une telle ressource phénoménologique pût aider les patients à examiner leur maladie d'un point de vue philosophique, son sens, et son impact sur leurs vies. La boîte à outils comprend trois étapes, ayant pour but d'aider les patients qui souhaitent examiner et accroître leur compréhension de la maladie.

La première étape invite les patients à voir la maladie comme une forme de réduction phénoménologique. J'affirme qu'une approche adéquate à l'expérience de la maladie nécessite ce que Husserl appelle une réduction phénoménologique : une suspension de « l'attitude naturelle » qui consiste à accepter implicitement le sentiment d'appartenance à un monde et les dogmes d'interprétations divers qui l'accompagnent. Cela comprend la mise à l'écart de la horde d'hypothèses que nous faisons normalement sur la réalité d'une entité pathologique, afin d'analyser l'expérience de la maladie sans la réduire à un processus pathologique. Cette suspension ne nie pas la réalité objective des processus pathologiques, mais détourne notre attention des entités pathologiques pour la recentrer vers l'expérience de la maladie afin d'en révéler de nouvelles caractéristiques. Une fois que la croyance en l'entité pathologique objective est suspendue et que nous mettons de côté nos modes d'expérience habituels, nous pouvons commencer à explorer comment la maladie apparaît au malade, et explorer sa structure et ses traits essentiels.

La seconde étape de cette boîte à outils invite le patient à thématiser la maladie. La « thématisation » désigne l'action d'assister à un phénomène, dans le but de rendre explicites des aspects particuliers de celui-ci. Au sein d'une conscience particulière, un thème est ce sur quoi l'attention est fixée. Thématiser peut inclure le fait d'assister aux aspects cognitifs, émotifs, moraux ou esthétiques d'un phénomène. Un patient peut thématiser sa maladie comme un élément central de sa vie, en considérant ses symptômes comme quelque chose d'omniprésent. Le médecin, de son côté, peut thématiser la maladie comme un « cas de cancer », en considérant les symptômes comme des éléments de diagnostic (S. Kay Toombs a écrit sur ce sujet [1]).

Le fait de comprendre que la maladie n'est pas qu'une entité objective, ainsi que l'exercice de la thématisation, peut aider les patients, car ils permettent de sortir des déclarations normatives pour aller vers un mode descriptif. Au sein de cette étape, les patients explorent comment la maladie peut apparaître aux autres patients, aux médecins, aux membres de la famille... mais aussi comment la maladie peut être vue de différentes manières : évaluative, pratique, émotionnelle, morale et même esthétique. La thématisation crée une vision complexe et changeante de la maladie en tant qu'objet mouvant, qui surgit au premier plan et qui disparait, évoluant dans sa signification et constitué de perspectives multiples.

La troisième étape de la boîte à outils est d'intégrer la nouvelle compréhension de la maladie, en tant que mise à distance thématisée, pour analyser de quelle manière elle change son être-au-monde. L'expression « être-au-monde » [2] (*In der Welt sein*) est utilisée par Heidegger pour désigner l'être humain au sens le plus large. L'être-au-monde inclut l'entité biologique, la personne, son environnement et ses connexions significatives. La troisième étape demande aux participants d'analyser les manières dont la maladie a modifié leur être-au-monde. En s'éloignant de la vision étroite de la maladie comme processus biologique, les patients peuvent développer une description plus complète de la maladie comme nouvelle manière d'être-au-monde.

En 2012-2013, avec le soutien d'une bourse de la *British Academy* et avec deux formidables collaboratrices – Dr Catherine Lamont Robinson, artiste et experte en santé, et Dr Louise Younie, médecin généraliste et professeure de médecine – j'ai partagé la boîte à outils avec un groupe de patients. Pendant plusieurs séances, ils ont discuté des différentes étapes de la boîte à outils et de l'utilité de ce dispositif. Certains des bénéfices mentionnés sont « la capacité d'exprimer son opinion » et d'avoir une autre attitude que l'apitoiement sur soi au sein de leurs maladies. Ils m'ont suggéré qu'une telle boîte à outils pourrait aider les patients à prendre en charge leur traitement et leur santé, et pourrait aider les patients à trouver des mots pour exprimer des idées et des émotions difficiles. J'ai aussi effectué ces séances avec un groupe de médecins généralistes qui ont pensé que cet outil pourrait être particulièrement bénéfique à ceux

---

1. S. Kay Toombs, « The Meaning of Illness: A Phenomenological Approach to the Patient-Physician Relationship », *Journal of Medicine and Philosophy*, Vol. 12, Issue 3, August 1987, p. 219-240 [NdT].

2. Pour la traduction du lexique heideggerien en français, nous utilisons celui donné par Emmanuel Martineau dans sa traduction d'*Être et Temps* [NdT].

qui souffrent de dépression et, peut-être, à des participants plus âgés. Des collaborateurs américains, Ryan Hart et Janet Greenhut, utilisent ce modèle de boîte à outils [1].

Tout ce travail a émergé de la première édition d'*Illness*. Le texte avait été écrit comme une affaire privée et thérapeutique, et je n'aurais jamais anticipé un accueil aussi chaleureux de la part des autres patients, des professionnels de la santé et d'autres personnes. J'ai été bouleversée et ravie des commentaires que le livre a reçus, qui m'ont fait comprendre qu'il y avait encore du travail à faire pour explorer et communiquer l'expérience de la maladie. Cette troisième édition reflète l'intérêt grandissant pour le sujet. Le travail qui a suivi les première et seconde éditions montre à quel point l'expérience de la maladie reste insuffisamment explorée philosophiquement. Je continue d'étudier ce que la philosophie peut apporter à notre compréhension de la maladie, mais aussi la contribution de la maladie à la philosophie. Cette approche bilatérale est au cœur d'un autre livre que j'ai écrit, *Phenomenology of Illness*, publié en 2016 chez Oxford University Press.

Sur le plan médical aussi, les choses ont changé depuis 2006. Un traitement potentiel à la lymphangioléiomyomatose (LAM) a été identifié, et des preuves empiriques ont indiqué qu'il pourrait ralentir ou stopper la progression de la maladie chez certains patients atteints de la LAM. J'ai d'abord pris ce médicament hors de son indication habituelle, puis aujourd'hui comme traitement indiqué contre la LAM (suivant la publication des résultats des essais MILES). J'ai la chance d'être parmi les patientes qui réagissent bien au traitement et la bénéficiaire d'un long répit, certes impermanent, vis-à-vis de la détérioration continue de ma fonction respiratoire. J'ai regagné une partie de la stabilité et de la continuité à la base de toute bonne vie. Cela m'a permis d'échapper aux sables mouvants de la maladie et de respirer à nouveau : il était à nouveau possible de vivre.

Je suis aussi devenue mère, contre toute attente, de deux garçons beaux et vifs qui ont tout changé. Je m'émerveille chaque jour de leur présence, aimante et complexe, et me régale de leur vitalité et de les voir grandir. Pour moi, avoir à la fois cette stabilité médicale et la maternité relève du miracle. Mais je suis aussi profondément consciente de la précarité de la vie, et de la chance extraordinaire qui a entraîné ces deux évènements. Je reste parfaitement consciente que cela aurait facilement pu en être autrement.

---

1. Voir http://livingwellwithillness.net/

REMERCIEMENTS

Ce livre a été écrit au cours d'un congé recherche financé par l'*University of the West of England* en 2007. Une édition révisée a été réalisée au cours d'un congé recherche accordé par mon employeur actuel, l'*University of Bristol*, et financé par la *British Academy* en 2013. La troisième édition fut produite durant un autre congé recherche accordé par l'*University of Bristol* et financé par le *Wellcome Trust* en 2018. Je les remercie pour ces périodes de congés qui m'ont donné le temps d'écrire et pour la générosité des donateurs.

Au fil des années, de nombreuses personnes ont lu ce livre, à l'état de brouillon et après sa publication, et m'ont fait part de précieux commentaires. Je ne peux pas tous les énumérer ici, mais j'ai grandement bénéficié d'échanges avec des patients et leurs familles, avec des professionnels de la santé et avec des collègues philosophes. J'aimerais tout particulièrement remercier les personnes suivantes. Eran Dorfman, lecteur astucieux, m'a poussé à faire (et à écrire) ce que je dis. Iain Grant a fait de précieux commentaires sur un premier projet, et a partagé avec moi son appétit insatiable pour la philosophie. John Sellars a fait des suggestions structurelles qui ont considérablement amélioré le livre. Christopher Wakling a lu le manuscrit et m'a encouragée par ses commentaires. Je suis particulièrement chanceuse d'avoir eu Samir Okasha pour scruter le texte et m'apporter les meilleurs retours possibles. Je lui suis grandement redevable du temps qu'il a investi, directement et indirectement, dans ce livre.

Un certain nombre de personnes ont commenté des ébauches de chapitres : Michael Brady, Matthew Broome, Jordan Carel, Sari Carel et Sarah Dietz. Matthew Ratcliffe et Raymond Tallis ont examiné le manuscrit pour l'éditeur. Gill Hollis, Ian James Kidd, et Matthew Ratcliffe ont généreusement examiné le nouveau chapitre V. Thomas Baldwin a suggéré la relation « Je-Tu » de Buber comme manière de comprendre la relation patient – médecin discutée dans le chapitre II. Je remercie Mark Vernon d'avoir accepté le livre dans sa collection ainsi que pour ses conseils, et Steven Gerrard d'Acumen d'avoir soutenu le projet dès le départ.

Je remercie tout particulièrement ceux à qui était confiée la tâche peu enviable de s'occuper de ma santé : le Service Respiration au *Bristol Royal Infirmary*, en particulier mon infirmière, Ros Badman, et les autres infirmières qui m'ont soutenue, peu importent les épreuves, au fil des années ; ma conseillère, Dr Liz Gamble ; et les physiologistes qui ont effectué mes examens de la fonction respiratoire. Je suis très reconnaissante envers Fraser et Martin, techniciens oxygène pour *Air Liquide*, d'avoir fait des livraisons par-delà les neiges et la glace et d'avoir traité les patients avec sérieux.

Merci aussi au Service de Transplantation Cardio-pulmonaire au *Freeman Hospital* de Newcastle ; et au Professeur Simon Johnson, directeur du *National Centre for LAM* au *Queen's Medical Centre* de Nottingham, le médecin que tout patient rêve d'avoir. Sa remarquable acuité à comprendre la maladie, bien qu'il ne soit pas lui-même malade, a vraiment tout changé pour moi. Merci aussi à Jan Johnson, le noyau vital de *LAM Action*, membre de cette association depuis sa création et premier soutien de nombreux patients tout juste diagnostiqués. Je remercie aussi les membres du comité exécutif de *LAM Action*, en particulier Anne Tattersfield et Jane Tallents, pour, au fil des ans, avoir soutenu les patients atteints de LAM. Enfin, je remercie mes compagnons atteints de LAM depuis plusieurs années pour leurs soutiens mutuels et le partage de conseils et d'informations.

Enfin, c'est une chance d'avoir une famille formidable à remercier. Ma mère et mon père, Cynthia et Rafael Carel, ont été pour moi des piliers de force et d'illumination ; ils m'ont donné plus que je n'aurais jamais pu espérer recevoir. J'espère réussir à leur rendre la pareille en tant qu'adulte. Ma sœur, la belle Sari, a apporté de nombreuses choses magiques dans mon existence. Mes nièces, Petra et Belle n'en sont pas des moindres. Sari reste ma plus proche alliée, malgré l'Atlantique qui se dresse entre nous. Mon frère, Jordan, a été tout ce qu'un grand frère devrait être. Mes fils, Sol et Joel, qui remplissent mes jours (et mes nuits) avec leur vitalité et leur imagination, me font vivre une relation incomparable.

Et pour finir, je remercie mon mari, Samir Okasha, pour sa force, sa ténacité et son honnêteté. Ensemble, nous avons accompli cette tâche difficile de changer un désastre en un obstacle. Ce livre t'est dédié, Samir, avec mes vœux de bonheur les plus fervents avec moi et au-delà.

Havi CAREL
Bristol

La voix de la chair : « Ne pas être affamé, ne pas avoir soif, ne pas avoir froid ». Qui a cela, et a l'espoir de l'avoir plus tard, peut même rivaliser avec Zeus pour ce qui est du bonheur.

Épicure, Gnomologicum Vaticanum, § 33

INTRODUCTION

La première fois que j'ai réalisé que je ne pouvais pas faire quelque chose, j'ai été surprise. Je l'ai pris comme une insulte, une affirmation de mon existence limitée. Je revenais tout juste au Royaume-Uni et m'étais inscrite à une séance de fitness. La séance se composait d'un certain nombre d'exercices, dont la corde à sauter, des haltères et des pompes. Le cours comptait une poignée de participants, dont deux filles minces. J'arrivais à suivre durant les premiers cycles, mais plus on continuait, moins j'étais capable de respirer. Non, ce n'étaient pas mes muscles, ni mon agilité, ni les poids : c'étaient mes poumons. Je ne pouvais pas respirer. Le moniteur m'a regardée avec pitié. « Pas en forme », devait-il se dire, « fainéante ». J'allais de plus en plus lentement, faisais de moins en moins de répétitions à chaque cycle, et n'arrivais vraiment plus à sauter à la corde. Pendant tout ce temps, les deux filles minces gardaient un rythme intensif, soulevaient, fléchissaient, bondissaient et sautaient à la corde. Je suis sortie de cette séance déçue, abattue. Pourquoi tous les autres pouvaient-ils faire ça et pas moi ? Pourquoi étais-je si essoufflée ?

Ce week-end-là je me rendis aussi à une séance de *spinning*. Nous étions sur des vélos stationnaires et soulevions des haltères tout en pédalant. Je fus frappée par la même incapacité. Pendant les sprints, je devais abaisser la résistance du vélo à zéro. Et même dans ce cas, je pouvais à peine respirer. À nouveau, je sortis de la salle de sport, dévastée. Pourquoi étais-je si inapte ? ! Un soupçon me traversa alors l'esprit : quelque chose n'allait pas, et c'était grave. Cependant, mes recherches sur internet ne révélèrent rien. J'allai voir mon docteur, qui me prescrivit des examens respiratoires et une radiographie aux rayons X. Ces tests commencèrent à montrer la véritable étendue du problème. Ma capacité pulmonaire était descendue à 47 pour cent de la moyenne normale pour mon âge et ma taille. Mes poumons étaient fortement gonflés, les rayons X montraient une mystérieuse structure réticulée. Le radiologue préconisa alors « plus d'imagerie ».

« Qu'est-ce que ça peut être ? », demandai-je au docteur.

« Je ne sais pas », me répondit-elle. « Je n'ai jamais rien vu de tel. Vous avez les poumons d'une femme de soixante ans qui aurait fumé un paquet de cigarette chaque jour depuis qu'elle a quinze ans ».

« Mais je ne fume pas », lui dis-je. « Et je suis parfaitement normale, et j'ai toujours eu une bonne santé. Qu'est-ce ça peut être ? »

Le docteur n'avait pas de réponses et elle me dirigea vers une spécialiste de l'hôpital local. Je la vis deux mois plus tard. Elle m'examina précautionneusement, en prenant son temps pour me poser de nombreuses questions. À la fin, elle donna son verdict : « asthme atypique ». Elle me prescrivit des inhalateurs et me demanda de mesurer ma respiration sur un graphe pour voir si des stéroïdes et bronchodilatateurs pouvaient m'aider.

Je me sentis soulagée. Je me disais : l'athme, voilà une maladie banale, traitable. La vue familière de l'inhalateur bleu me rassura. J'avais des doutes sur mon asthme atypique, puisque rien ne semblait le provoquer, et que je n'avais jamais eu de crises de rétrécissement des voies respiratoires. Mais je souhaitais, plus que tout, croire en cette interprétation de ma mauvaise fonction pulmonaire. Je vérifiais aussi mes niveaux d'alpha 1-antitrypsine pour exclure toute déficience. Lorsque les résultats affichèrent « normal », je me mis à pleurer de soulagement au bureau d'accueil du centre médical. J'utilisais les inhalateurs et traçais mon graphe de respiration, comme convenu. Mais les inhalateurs n'aidaient pas. Mes mesures de pics de débits diminuaient lentement mais sûrement. C'était l'hiver. Il faisait très froid. J'avais de plus en plus de mal à aller au travail à vélo. Et puis j'attrapai un rhume. Au début, cela semblait être le rhume habituel, celui du nez qui coule. Chaque jour, je me réveillais en pensant : aujourd'hui, aujourd'hui, ça ira mieux.

Mais chaque jour cela empirait, et après deux semaines de rhume, je dus mettre de côté mon vélo et aller au travail en bus. C'était juste trop dur de pédaler. J'avais la tête qui tournait à chaque montée et un nouveau type d'essoufflement, un essoufflement sévère, étourdissant, nauséeux, plus proche de l'asphyxie que du halètement, devint une sensation familière. Je fus saisie d'une quinte de toux, une infection pulmonaire, la première de ma vie. Je toussais tellement et je perdis tellement de poids que je finis par m'inquiéter. Je sentais une peur assombrir mon horizon. Cela ne pouvait pas être de l'asthme. Quel était ce mal qui me touchait ?

Mon père, qui est médecin, était très préoccupé. Il me fit passer un CT-scan au centre médical qu'il dirige. J'y allai un matin et en ressortis cinq minutes plus tard. J'étais en vacances et je me rendis dans un café pour voir mon ami Eran. Après avoir discuté et ri, en descendant la rue je me sentis si essoufflée que je lui demandai de ralentir. Tout était si bizarre. J'ai retrouvé une autre amie cet après-midi. Nous sommes allées acheter des lunettes de soleil. Puis nous nous sommes installées dans un café et avons parlé cinéma. Elle était enceinte, et je ne l'avais pas vue depuis longtemps. Nous avions plein de choses à nous dire. Mes parents vinrent me chercher au café pour que nous allions chercher les résultats au centre médical. Mon père me dit d'attendre dans la voiture; il serait de retour dans cinq minutes.

Lorsque 20 minutes furent passées et qu'il n'était toujours pas de retour, je fus prise d'une panique aveuglante. Je savais que mes peurs les plus profondes, celles que je n'osais formuler, devenaient réalité, qu'un scénario cauchemar était sur le point de se dérouler. Je savais que cela se produisait. « J'y vais », dis-je à ma mère. Je sortis du véhicule et fonçai vers le bâtiment. Je revenais dans le centre de radiologie que j'avais joyeusement quitté ce matin. Le réceptionniste tenta de m'arrêter. Je m'en dégageai et pénétrai dans le bureau du radiologue. Mon père était assis au bureau du radiologue, les coudes sur la table, et la tête posée sur ses mains. Les lumières étaient tamisées et l'écran brillait devant moi. Mes poumons étaient là, et le radiologue en pointait des endroits en parlant à mon père.

Le radiologue se tourna vers moi, surpris et mécontent de me voir dans son bureau, qui est normalement interdit d'accès aux patients. « Donc vous êtes la patiente », me dit-il. « Savez-vous ce qu'il vous arrive? »

« Non », lui dis-je, « *Que m'arrive-t-il?* »

« Je vais vous laisser lire. Asseyez-vous ».

Je titubai vers une chaise, et il me remit un manuel de diagnostic. La taille du livre m'impressionnait : gros, autoritaire, rempli de maladies. Le livre était ouvert à une page spécifique, celle de ma maladie. Il mit le doigt sur un long mot : lymphangioleiomyomatose. Qu'est-ce que c'est?, pensais-je, que m'arrive-t-il? Je parcourus le texte obtus : pneumothorax, épanchement chyleux, dermatoses bulleuses diffuses... Ces termes n'avaient aucun sens pour moi. Il y avait un silence pesant dans la pièce. J'avais à l'évidence interrompu quelque chose, fait intrusion dans leur travail. Il y avait deux internes prenant des notes, assises de chaque côté du bureau du radiologue. Elles avaient chacune une lampe de bureau illuminant leurs petits territoires : deux petits cercles de lumière. L'ombre noire du bureau surgissait au milieu. Deux jeunes femmes entourant un chef radiologue plus âgé. Elles me regardaient toutes les deux : attentives, embarrassées.

J'atteignis la dernière ligne. Pronostic : dix ans à partir de l'apparition des symptômes. J'étais assise là, le lourd bouquin sur mes genoux. Dix ans, pensais-je. J'aurai 45 ans. Dix ans. La douleur et la peur me frappèrent comme des coups de poing. Il est difficile de décrire la dimension physique des mauvaises nouvelles. Je me souviens d'avoir regardé la pièce, confuse : elle n'avait pas changé, alors que ma vie, elle, venait d'être bouleversée. Faites que ça s'arrête, me disais-je. Cette histoire n'est pas la bonne. Quelqu'un va venir et tout effacer. Quelqu'un va faire quelque chose. La réalisation que tout était sur le point de changer, qu'une nouvelle ère était sur le point de commencer, brûlait comme de l'huile en incandescence sur ma peau. C'était une force invisible qui m'écrasait. Il est difficile de décrire la douleur et la peur qui se sont abattues sur moi à ce moment-là. Maintenant, je ne peux plus imaginer ma vie sans cette douleur et cette peur.

Le radiologue était en train de parler à mon père. Le mot « DD » (Diagnostic différentiel) fut répété. Il ne s'adressait pas à moi. Soudainement, il se tourna vers moi. « Avez-vous des marques marron clair dans votre dos ? », demanda-t-il.

« Quoi ? », répliquai-je, confuse. « Quel genre de marques ? Pourquoi ? ». Il ne répondit pas.

« Tournez-vous », dit-il. Sans autre avertissement, il souleva mon pull, un beau pull-over lavande que ma sœur m'avait offert le jour précédent. Il tira dessus avec impatience, et je pouvais entendre les coutures craquer et lâcher sous la violence de son geste. Il jeta un œil à mon dos et murmura, « Non, rien de ce côté-là ». J'ai compris plus tard qu'il essayait de savoir si j'avais une LAM sporadique (qui touche principalement les poumons) ou la sclérose tubéreuse de Bourneville, une maladie héréditaire, qui peut aussi toucher d'autres organes, dont la peau. Mais à l'époque, il ne m'avait rien expliqué de tout ça. Plus tard j'ai réparé le « pull du diagnostic », comme je l'appelle maintenant, mais je ne l'ai plus jamais porté.

J'ai le souvenir de m'être sentie légitimée. Oui, j'étais malade. C'était quelque chose de grave, et ça avait un nom. Cela apparaissait même sur un manuel de diagnostic qui était posé sur mes genoux. Je me suis aussi sentie froidement pragmatique en demandant au radiologue, « Alors qu'est-ce que je fais ? ». Je pensais à un ensemble « traitement, chirurgie, médication ». Je pensais qu'il allait y avoir une période difficile mais qu'après cela irait mieux. « Je ne sais pas », il riait, mal à l'aise. « Je ne fais que diagnostiquer. Je ne soigne pas ». À nouveau le silence.

Une des internes se tourna vers moi et dit : « C'est un sacré choc pour vous, hein ? ». Son malaise à elle et sa jovialité artificielle à lui me firent réaliser que les choses étaient beaucoup, beaucoup plus graves que je ne le pensais. Il demanda à ses assistantes de chercher un traitement sur internet. Mon cœur se serra lorsque je compris qu'il ne connaissait quasiment rien sur cette maladie. En quarante-cinq ans de carrière, il n'avait vu que trois cas de LAM. Et là il était en train de rechercher sur Google. La recherche ne nous donna pas grand-chose de nouveau. Une pensée nouvelle, cruelle, naissait en moi : ma maladie n'avait pas de traitement. J'eus un blanc : mon esprit était vide de toute pensée et seule une émotion – la peur – subsistait. Je dis la seule chose à laquelle je pouvais penser.

« Quelqu'un peut-il aller chercher ma mère ? »

Cette nuit-là, ma famille serra les rangs. Nous étions rassemblés dans notre maison familiale, la maison dans laquelle j'avais grandi. Personne ne savait quoi dire ou quoi faire. Je ne pouvais ni manger, ni dormir, ni parler. Mon frère prit la voiture et ramena un DVD, *La marche de l'empereur*, parmi tous les films. Nous étions assis devant la télévision, la détermination stoïque des pingouins se moquant de notre impuissance : qu'étions-nous censés *faire* maintenant ? Nous n'avions pas de scénario. Les cris rauques des Pingouins Empereurs résonnaient dans mes oreilles. Ils me hantent toujours dès que je les entends aujourd'hui. C'était pour moi le son de la plainte et de la dévastation.

Dans les mois qui suivirent, je passai par une quantité ahurissante d'émotions. Dans un premier temps, je fus choquée, puis déprimée, parfois soulagée du fait d'avoir toujours une fonction respiratoire correcte, et puis désenchantée en voyant mon état se détériorer. D'abord il y eut les inhalateurs, de trois sortes différentes. Puis l'oxygène : d'abord les bouteilles portables, puis les aides nocturnes. Vint ensuite une période difficile, l'hiver à nouveau, durant laquelle je perdis de plus en plus de capacités. De nombreuses choses devenaient impossibles pour moi : monter une côte, parler et marcher en même temps, faire *quoi que ce soit* et parler en même temps, courir vers le téléphone, monter les escaliers sans m'arrêter, porter quelque chose de lourd. Toutes ces choses me provoquaient un essoufflement sévère.

Au cours de cette période, il me semblait que chaque semaine le monde se rétrécissait un peu plus. Chaque semaine je découvrais, dans une inversion grotesque du développement de l'enfant, une nouvelle chose que je ne pouvais plus faire. Je finis par annuler mon inscription à la salle de sport. Je pris le bus. Je n'essayais même plus de monter des côtes Au cours d'un voyage en Écosse, mon mari et d'autres personnes grimpèrent le *Cairn Gorm*. Ils se réveillèrent tôt, emballèrent leurs provisions et lacèrent leurs chaussures de montagne. Laissée derrière, je dus monter en funiculaire, avec les mères et les jeunes enfants. Je voulais tellement aller marcher ce jour-là. Je voulais tellement être capable de gambader à toute vitesse, chahuter avec mes neveux, grimper sans m'arrêter pour respirer tous les 10 mètres.

Mais j'étais enfermée dans mon corps, piégée par mes poumons affaiblis, les échanges gazeux perturbés, la douleur dans ma poitrine, la peur d'un affaissement pulmonaire. J'ai dû apprendre à sourire et à dire : « Et si vous preniez un peu d'avance ? ». J'ai dû apprendre à arrêter d'essayer de tenir le rythme. J'ai dû apprendre à demander de l'aide à des amis et parfois à des inconnus. J'ai appris à la dure. Un jour, je me rendis au travail en taxi et je prévoyais d'en prendre un pour le retour, car j'allais finir tard. J'avais laissé l'oxygène à la maison, pensant que je pouvais m'en sortir sans si je n'avais pas besoin d'aller loin. J'étais en train de marcher vers un pub, peut-être sur 200 mètres, avec un collègue. Je dus m'arrêter et me reposer. Je dus lui demander de porter mon sac. Je me souviens de son étonnement, de sa maladresse, devant la révélation de mon infirmité. Il essayait d'être gentil. Nous essayions d'en rire et de bavarder. Je ne pouvais pas respirer.

Une nouvelle vie s'est abattue sur moi, et je me suis graduellement acclimatée à elle. J'ai appris, à pied, à faire attention à l'existence de la moindre pente, et un vélo électrique a remplacé le vélo de course jaune que j'aimais tant. J'ai appris à marcher de plus en plus lentement, à ne pas mâcher de chewing-gum en marchant, et à faire extrêmement attention de ne pas avaler quoi que ce soit, poussière comme bouts de nourriture. J'ai ralenti. J'imagine que vieillir ressemble à cela : peu à peu comprendre que la perte des capacités de son corps s'accompagne d'un rétrécissement de son univers. Sauf que les personnes âgées ont des décennies pour se préparer à ça. J'avais 35 ans au moment de mon diagnostic.

À partir de ce jour-là – le 10 avril 2006 –, ma vie est devenue méconnaissable mais elle est pourtant restée la même. J'en ai appris plus sur mon existence incarnée, sur l'attitude des gens vis-à-vis de la maladie et du handicap, sur l'incapacité à discuter des choses importantes, que durant les précédentes décennies de ma vie. Je me trouvais dans une drôle de position : jeune, mais sur certains aspects vieille, d'apparence saine à l'extérieur, mais gravement malade à l'intérieur. J'avais un avenir, mais la menace de la mort l'a assombri. Le monde crépusculaire de la transplantation (ou greffe) pulmonaire m'est maintenant familier. Ce n'est pas le monde habituel d'une femme au milieu de la trentaine.

J'ai compris qu'il fallait réinventer ma vie. J'ai dû abandonner certaines amitiés. J'ai dû apprendre à être dure avec moi-même et parfois impolie avec les autres. Quand des inconnus m'approchaient, j'ai appris à les repousser d'un bougonnement. Quand les gens étaient sur le point de me poser une série de questions indésirables, j'ai appris à me défendre avec un regard sévère et un ton impatient. J'ai appris à repenser ce à quoi j'aspirais et mes plans. J'ai abandonné le sentiment de contrôle que j'avais sur ma vie. Et plus que toute chose, j'ai appris à aimer ce qu'il me restait. Cela à un tel point, qu'une bonne partie des personnes qui me rencontrent ne croient pas que je suis malade, c'est-à-dire, jusqu'à ce qu'ils me voient marcher jusqu'à l'épicerie du coin. J'ai appris à accepter gracieusement les compliments sur ma bonne mine. J'ai appris à demander de l'aide même si aucune ne m'était offerte. J'ai appris que les gens n'allaient rien savoir sur le monde du malade à moins que je ne leur dise. J'ai appris à accepter, à abandonner ma fierté. Je me suis adaptée. J'ai appris à vivre la vie avec une tête de Janus : jeune mais vieille, avec une bonne mine mais malade, heureuse mais aussi incroyablement triste.

Ces expériences m'ont poussée à écrire ce livre. Le choc de l'expérience de la maladie et son effet rapide sur chaque aspect de ma vie m'ont fait penser à ces sujets. Il s'agit d'un ouvrage basé sur mon expérience de vie avec une maladie dégénérative et potentiellement fatale. Grâce à ma formation comme philosophe, mes expériences m'ont poussée à réfléchir de manière abstraite à la santé et à la maladie : ce que veulent dire ces concepts et comment les comprendre le mieux possible. Mais en commençant mes recherches je me suis rendu compte que le langage et les concepts habituellement utilisés pour décrire la maladie sont inappropriés, incomplets, et souvent trompeurs. Je suis devenue de plus en plus consciente du langage appauvri utilisé dans le monde médical que je rencontrais, ce qui, à son tour, me fit suspecter l'existence, dans le fond, d'un concept appauvri de la maladie.

Et c'est ainsi que j'ai commencé à penser aux concepts de maladie et de santé, et en particulier à leur utilisation dans le monde médical. Un nouveau projet de recherche a émergé, qui avait pour but de donner un sens philosophique au concept de maladie. Ce livre est ce qui a résulté de ce projet.

Pourquoi la phénoménologie ?

Mon principal souci avec le concept orthodoxe de pathologie est qu'il provient d'une approche *naturaliste*. Le naturalisme est le nom qu'on donne à un large spectre de positions qui disent, approximativement, que des faits naturels ou physiques suffisent à l'explication du monde humain. D'un point de vue naturaliste, on peut faire une description complète de ce qu'est la pathologie seulement à l'aide de faits physiques. Cette description est objective (et objectivante), neutre, et à la troisième personne. Les descriptions naturalistes excluent les expériences à la première personne et les changements de vie causés par la maladie. Cependant, l'approche naturaliste et la science moderne ont permis d'énormes progrès à la médecine. Par conséquent, ce que je propose est d'améliorer, et non pas remplacer, cette approche.

J'ai trouvé que la phénoménologie – la description des expériences vécues – était l'approche la plus utile pour améliorer la représentation naturaliste de la maladie. La phénoménologie privilégie les expériences à la première personne, et par conséquent s'oppose aux points de vue objectifs, à la troisième personne, du monde médical. L'importance donnée par la phénoménologie aux expériences propres d'une personne, à l'environnement entièrement humain de la vie quotidienne, propose une nouvelle vision de la maladie. Dans les descriptions phénoménologiques, la maladie n'est plus seulement considérée comme un dysfonctionnement biologique corrigeable par des experts médicaux. À cause de l'emphase placée par la phénoménologie sur l'expérience subjective du malade, elle considère la maladie comme une manière de vivre, de connaître le monde et d'interagir avec d'autres personnes. Plutôt que de voir la maladie comme une perturbation locale d'une fonction particulière, la phénoménologie se concentre sur l'expérience vécue de ce dysfonctionnement. Elle se concentre sur la perturbation globale des habitudes, des capacités, et des actions du malade.

Un exemple peut nous aider à illustrer les lacunes du naturalisme. Si quelqu'un souffre d'une dépression, une description naturaliste de sa maladie ne nous informera que très peu, si elle nous informe d'une quelconque manière, sur la maladie en elle-même. Une telle description peut nous apporter quelques informations à propos de la fonction cérébrale, des neurotransmetteurs, des niveaux de sérotonine… Mais pour comprendre complètement ce qu'est la dépression, nous devons nous tourner vers les expériences de dépression : la texture qualitative des réveils déprimés, les idées noires, l'apathie, le sentiment d'oppression…

Si vous essayiez de faire une description de la dépression sans avoir recours à une quelconque expérience subjective, vous auriez du mal à le faire. Cela nous montre qu'une description de la maladie seulement à la troisième personne est insuffisante.

Un autre exemple est la sclérose en plaques (SeP). Une description naturaliste nous ferait un récit des défaillances localisées du système nerveux central à cause de la démyélinisation. La phénoménologie de la maladie, en revanche, nous parlerait de fatigue, de l'expérience effrayante qu'est la perte de la vision, ainsi que d'autres symptômes qui changent la vie. (Une description phénoménologique fascinante de la SeP peut être trouvée dans le travail de S. Kay Toombs.) Elle décrirait la difficulté de la vie quotidienne d'une personne atteinte de SeP, ses craintes pour le futur, sa dépendance grandissante envers les autres... La phénoménologie ne nie pas l'importance de la description physiologique ou des interventions cliniques offertes par la médecine généraliste actuelle. Elle propose plutôt d'améliorer cette approche de la maladie en mettant l'accent sur l'importance des expériences à la première personne.

Il nous arrive à tous d'être malade. La vaste majorité d'entre nous mourra d'un certain type de maladie. La vie de chacun est touchée par elle dans une certaine mesure. La maladie et le dépérissement sont des parties universelles de la vie, humaine comme non-humaine. Je me demande alors pourquoi la maladie est, comme une femme atteinte d'un cancer colorectal m'a écrit, ce « sale petit secret » que les malades partagent. Que contient ce secret ? À quoi ressemble l'expérience de la maladie ? Afin de commencer à répondre à ces questions, nous avons besoin d'une approche philosophique qui nous permette à la fois de décrire et d'articuler l'expérience de la maladie. Ce livre révèle le « sale petit secret » de la maladie dans une tentative de le rendre moins dissimulé et, je l'espère, moins solitaire. La tension entre l'universalité de la maladie et sa nature intensément privée et isolante est une énigme que j'espère pouvoir commencer à démêler dans ce livre.

Qu'est-ce que la phénoménologie ?

La phénoménologie est une approche philosophique prônant la description de l'expérience vécue et de la conscience. Elle se concentre sur ce que c'est d'exister en tant qu'humains dans un monde. Il s'agit d'une approche descriptive qui rejette les constructions philosophiques complexes de la réalité et qui met de côté les questions sur la nature de cette réalité. Au contraire, elle se concentre sur l'expérience de l'individu, les manières avec lesquelles nous percevons les choses (*phenomena*) *telles qu'elles nous apparaissent.* La réalité peut être radicalement différente de la manière dont nous la percevons, mais il est impossible pour nous de savoir comment les choses sont « en réalité ». Cela provient du fait que tout ce à quoi nous sommes confrontés, nous nous y confrontons avec notre appareil sensoriel. Tout ce que nous connaissons, nous le connaissons de manière subjective. Il est impossible pour nous de nous projeter hors de nous-mêmes et d'avoir un contact direct avec le monde extérieur. Il est tout aussi impossible pour nous de comparer nos expériences avec la véritable nature des choses, car chacune de ces tentatives ne ferait que comparer une expérience avec une autre expérience. Nous ne pouvons pas connaître en dehors de notre propre expérience. Par conséquent, la phénoménologie se concentre sur l'expérience vécue ou sur les choses telles qu'elles nous apparaissent, plutôt que telles qu'elles sont en elles-mêmes. Cela peut être opposé à une description scientifique, ou objective, du monde. Plutôt que d'essayer d'établir la véritable nature de la réalité objective (une tâche impossible aux yeux des phénoménologues), la phénoménologie nous invite à nous concentrer sur ce qui nous est disponible, c'est-à-dire les différents actes de la conscience (comme penser ou croire) ainsi que nos expériences et perceptions (les choses telles qu'elles nous apparaissent). De cette manière, la phénoménologie porte bien son nom : le *logos*, ou science, des phénomènes.

Pourquoi la phénoménologie est-elle une bonne approche pour étudier la maladie ? Les philosophes ont discuté du concept de maladie depuis des décennies. Durant les quarante dernières années, le débat s'est centré sur deux approches de la maladie. La première est l'approche naturaliste, celle qui prédomine dans le monde médical. Les partisans de cette approche considèrent la pathologie comme un dysfonctionnement biologique. Ils voient la pathologie en termes purement naturalistes – c'est-à-dire en utilisant seulement des concepts ou entités qui appartiennent au monde naturel. Donc avoir une grippe, par exemple, veut dire avoir de la fièvre, une inflammation de la gorge, et le nez qui coule. Ces paramètres peuvent être objectivement mesurés et décrits à la troisième personne. Le docteur peut prendre la température de la personne fiévreuse, regarder sa gorge, constater qu'elle est irritée et remarquer l'écoulement nasal. Ces faits peuvent être vus par n'importe quel observateur et sont par conséquent plus faciles à saisir dans des termes naturalistes, ou objectifs.

Mais s'agit-il d'une description satisfaisante de la maladie ? Bien sûr que non, car la personne malade se *sent* aussi terriblement mal. Elle a probablement des maux de tête ou des frissons. Elle pourrait avoir froid ou des nausées… Comment pourrait-on mesurer ces choses en termes objectifs? Comme écrit Rachel Cooper, « aucune description biologique de la maladie ne peut être effectuée car ce type d'état est par nature anthropocentrique et ne correspond à aucun type d'état dans le monde »[1]. C'est ici que l'approche phénoménologique peut venir en complément de l'approche naturaliste. Nous allons voir dans un instant comment la phénoménologie peut y parvenir.

La seconde approche est l'approche normative de la maladie. Le normativisme recourt à l'usage de termes sociaux communs (ou normes) pour saisir un phénomène particulier, dans ce cas, le phénomène de la maladie. Les normativistes pensent que le concept de maladie est chargé de valeurs et que les naturalistes ont tort de penser que la pathologie est un dysfonctionnement biologique. Afin de comprendre la maladie, selon les normativistes, nous devons nous concentrer sur la manière dont la société perçoit le malade. Par exemple, nous pensons qu'avoir la grippe est une mauvaise chose. Nous sommes désolés pour le malade et tentons de l'aider. Nous accordons un arrêt maladie pour lui permettre de se reposer. L'approche normative considère la maladie comme quelque chose qui, d'un point de vue social, doit être évalué négativement, et pas seulement comme un processus physiologique. Mais à nouveau, il manque la perspective à la première personne. À nouveau, la voix du malade n'est pas incluse.

Une description normative de la pathologie analyserait sa dimension sociale, et comment une pathologie peut handicaper socialement la personne malade. Un exemple peut nous aider à clarifier la différence entre normativisme et naturalisme à ce sujet. Pour certaines tribus indiennes d'Amérique du Sud, avoir la spirochétose dyschromique, une maladie de la peau, est une bonne chose. Les motifs qui apparaissent sur la peau sont considérés comme séduisants et expliquent pourquoi avoir cette maladie est une chose désirable chez ces personnes. Du point de vue normativiste, cette affection cutanée n'est pas une maladie pour la tribu car elle n'est pas perçue comme négative dans cette société. Pour le naturaliste, cette affection cutanée est une maladie car elle détourne la fonction de la peau qui est de protéger la personne contre les radiations UV.

Ces deux approches ont toutes les deux leurs mérites et elles ont produit une littérature conséquente. Mais il existe un autre ensemble de questions relatives à la maladie, qui ne sont saisies par aucune de ces approches. Dans cet ouvrage, je me concentre sur ce qui est laissé de côté

---

1. R. Cooper, « Disease », *Studies in History and Philosophy of Biological and Biomedical Sciences* 33, 2002, p. 271, notre traduction..

par ces deux manières de voir, à savoir, la phénoménologie de la maladie. C'est-à-dire, l'expérience d'être malade : la maladie telle qu'elle est vécue par le malade ; l'ensemble d'expériences – physiques, psychologiques et sociales – et les changements qui caractérisent la maladie. Je considère la maladie comme un processus qui bouleverse la vie, qui charrie son lot de mauvaises et, étonnamment, de bonnes choses. La richesse et la diversité de ces expériences de la maladie, les changements surprenants et incontrôlables, ainsi que les manières dont la vie est changée par la maladie, sont les thèmes principaux de ce livre.

Les expériences personnelles retracées ici ne sont pas de simples illustrations d'idées philosophiques. La philosophie, elle aussi, est parfois trop objective, trop distante de la vie, trop concentrée sur la perspective à la troisième personne. En combinant les points de vue à la première et la troisième personne, le subjectif et l'objectif, le personnel et le philosophique, j'espère que la forme de ce livre reflétera son fond. Il s'agit d'une véritable tentative de démontrer l'importance d'avoir les deux perspectives présentées ensemble. Ainsi, ce livre n'est ni une histoire personnelle, ni une réflexion purement philosophique sur la maladie. Il est les deux à la fois.

Vue d'ensemble de ce livre

Chacun des chapitres traite d'un aspect de la vie affecté par la maladie et le discute dans une perspective phénoménologique. D'ici la fin du livre, j'espère avoir constitué un ensemble autour de la maladie présenté dans la perspective du malade lui-même, à la première personne, par opposition aux perspectives à la troisième personne des approches naturalistes et normatives de la maladie.

Je commence par la discussion du corps et de sa transformation dans la maladie selon une perspective phénoménologique. Le philosophe Maurice Merleau-Ponty (1908-1961) a proposé une analyse fascinante du corps et de sa relation à la personnalité. Selon Merleau-Ponty, l'existence humaine est incarnée et définie par l'expérience perceptive. Des changements dans le corps et dans les possibilités physiques et perceptives transforment la subjectivité elle-même. Ce point de vue considère la conscience comme incarnée et montre que l'être humain ne peut être proprement conçu sans être vu comme ayant à la fois un corps et un monde. L'être humain est par définition incarné et « inmondé » [*enworlded*], et essayer d'en faire une description sans prendre en compte ces éléments donnerait lieu à un récit déficient.

De ce point de vue, le corps n'est pas un automate dirigé par la personne mais il est plutôt la personne incarnée elle-même. Nous *sommes* nos corps. La conscience n'est pas séparée du corps. La pathologie, par conséquent, ne peut plus être comprise comme un simple processus physiologique qui affecte seulement la personne de manière secondaire. Ce n'est pas juste l'idée triviale que nos vies et nos expériences subjectives sont touchées par la maladie, mais il s'agit d'un déplacement conceptuel plus profond. Du point de vue phénoménologique, la maladie ne peut pas être prise pour un simple dysfonctionnement biologique, car il n'y a rien dans l'existence humaine qui ne soit purement biologique. Nous *sommes* des consciences incarnées, la conscience est donc inséparable, conceptuellement et empiriquement, du corps. C'est pourquoi le concept de maladie doit être utilisé de manière distincte de celui de pathologie, pour prendre en compte l'expérience vécue de la pathologie. Par la suite, j'utilise le terme « pathologie » pour désigner la dysfonction physiologique. Je garde le terme « maladie » pour l'expérience subjective, vécue, de la pathologie[1].

Ensuite, j'explore les changements du monde qui se produisent chez une personne malade. Lorsque nous pensons au mot « monde », deux sens nous sont disponibles : nous faisons soit référence au monde physique, soit au monde socioculturel. Les changements dans la manière dont le malade fait l'expérience de son monde physique sont évidents. La topographie d'un endroit peut être perçue différemment par une personne en fauteuil roulant et par une personne robuste. De même, la distance ne peut pas faire l'objet d'une conception objective. Ce qui paraît proche et facile à la personne en bonne santé peut être distant et difficile pour celle qui est malade. Le malade peut avoir besoin de reconcevoir son monde physique et de le changer à la suite d'altérations de ses capacités physiques. Les distances augmentent, les collines deviennent montagnes et les escaliers des obstacles plutôt qu'un passage. Le monde physique est altéré pour le malade. Le chapitre I propose une géographie de la maladie, et montre comment le monde environnant et les interactions avec celui-ci changent avec la maladie.

Le monde social est aussi considérablement modifié par les changements dans les capacités du malade. Ces changements sont saisis par l'attention donnée par la phénoménologie à la relation entre l'autonomie

---

1. Le mot « maladie » peut être traduit de trois manières en anglais : « illness » qui désigne l'expérience de la maladie par le patient, « disease » qui fait référence à une caractérisation physiologique du corps malade et « sickness » qui témoigne de ses aspects sociaux. L'auteur distingue « illness » et « disease » au cours de l'ouvrage. J'ai choisi de traduire « disease » par « pathologie » et de conserver « maladie » pour « illness ». [NdT]

et le corps. L'aptitude à agir de manière efficace dans le monde est liée de manière inhérente à l'aptitude à s'affirmer, à effectuer des actions, et à mener des activités afin d'arriver à ses propres fins. En d'autres termes, le rôle fondamental du corps comme support indispensable à l'action nécessite une attention particulière dans le cas de la maladie.

Les changements dans le corps physique n'auront pas uniquement un effet physique, ils peuvent aussi limiter les actions du malade, son aptitude à réaliser des objectifs et à opérer de manière efficace dans le monde socio-culturel. Par exemple, les utilisateurs de fauteuils roulants se plaignent souvent d'être ignorés, pris de haut, ou traités comme incapables de comprendre ce qui leur est dit. Un changement de posture relativement mineur (être assis au lieu de debout) a des conséquences importantes sur leur statut social, et sur la manière dont ils sont traités. Il ne s'agit pas seulement de leurs corps qui sont limités par leur incapacité à marcher. Leur capacité d'agir, aussi, est transformée par la limitation physique. La nature incarnée de la capacité d'action et la modification de celle-ci par des limitations corporelles sont par conséquent des aspects centraux de la maladie et, à nouveau, parmi ceux qui ont été omis par l'approche naturaliste.

Dans le chapitre II, je discute du monde social et de ses transformations dans la maladie. J'étudie comment le malade est vu par différents agents sociaux dans diverses situations. Les rencontres avec des professionnels de la santé vont être examinées, tout comme les rencontres avec des inconnus. Mon regard se tourne ensuite vers l'amitié, que la maladie place sous certaines tensions. La trahison et la déception, comment la maladie se pose en menace à l'intimité, et la peur du corps malade sont étudiées.

Une autre manière de penser la maladie est de la voir comme un état d'incapacité. En étant malade, on est incapable de faire certaines choses, d'effectuer certains rôles, et de s'engager dans certaines activités. Dans le chapitre III j'examine la notion de maladie comme non-capacité [*disability*] : comme être incapable de faire, d'agir, et de se mouvoir librement. J'étudie cette notion en relation avec le philosophe Martin Heidegger (1889-1976) et sa définition de l'existence humaine comme « pouvoir-être ». La définition de Heidegger est mieux comprise en s'aidant de sa notion de « projection ». La projection signifie de se lancer dans un projet, à travers lequel l'identité de l'être humain est définie. Par exemple, si mon projet est d'être enseignante, je me projette en conséquence en me formant à être enseignante, en candidatant à des postes d'enseignante... Il s'agit, selon Heidegger, de l'essence de l'existence humaine : la capacité à *être* ceci ou cela, à se projeter délibérément dans un futur.

Dans certaines maladies cependant, en particulier les maladies mentales ou chroniques, la capacité d'une personne à être, à exister, peut être radicalement diminuée. Certains projets doivent être abandonnés, et parfois, comme dans les cas de psychoses sévères, la possibilité d'avoir un projet tout court devient difficile. Après la présentation de ce problème, je propose une nouvelle manière de lire la notion d'existence de Heidegger comme capacité à être. Et si nous comptions, par exemple, des capacités radicalement différentes comme formes d'existence humaine? À quel point les humains sont-ils flexibles? Jusqu'où pouvons-nous ajuster nos projets et nos plans face à des problèmes de santé? J'examine les réponses possibles à ces questions.

Il est aussi possible de voir la santé de manière plus positive. Ce point de vue est exprimé avec l'idée de santé au sein de la maladie. Par l'examen des travaux récents sur des soins infirmiers informés par les approches phénoménologiques, je développe la notion de santé au sein de la maladie et discute des résultats d'études sur les réactions qu'ont les gens malades et handicapés à leurs maladies, et de quelle manière celle-ci affecte leur bien-être. Plutôt que de mesurer l'expérience du malade avec des paramètres objectifs – à quel point ils s'éloignent d'une norme – la santé au sein de la maladie se concentre sur les expériences de développement personnel, d'adaptation et de redécouverte de soi. Une approche phénoménologique permet d'exprimer ces expériences pour donner une description plus complète de la relation altérée du malade avec son monde ainsi qu'une meilleure compréhension de son expérience.

Ici je réponds aussi de manière positive à la question : les personnes gravement malades ou invalides peuvent-elles vivre une bonne vie? Je développe la notion de la maladie comme un cas limite d'expérience vécue, une dans laquelle les « normes » habituelles sont réécrites et qui nécessite un ajustement significatif et de la créativité. Deux idées majeures – que la maladie provoque l'adaptation et que l'adversité est la source de réponses créatives à celle-ci – servent de bases à cette réponse positive.

La peur de la mort fait partie de toute maladie grave. Avoir un mauvais pronostic – à n'importe quel âge – soulève des questions comme : devrais-je avoir peur de la mort? Comment puis-je me préparer à ma propre mort? Est-ce qu'un malade en phase terminale peut donner un sens à sa vie tout en connaissant l'imminence de son décès? Est-ce que les malades devraient penser à la mort, essayer de composer avec elle, ou devraient-ils essayer d'ignorer l'inévitable? Dans le chapitre IV je mets en opposition les attitudes contrastées de Heidegger et d'Épicure envers la mort.

Du point de vue de Heidegger, la mortalité est l'aspect définissant l'existence humaine. Afin de donner un sens à nos vies, nous devons les comprendre comme finies. Sa notion « d'être pour la mort » (*Sein zum Tode*) est utilisée pour décrire l'existence humaine en tant que liée à la mort et temporellement limitée. Comme phénoménologue, Heidegger fait face à un certain paradoxe dans sa discussion de la mort : la mort n'est pas quelque chose que nous expérimentons. Par conséquent, il ne propose pas de phénoménologie de la mort, mais une phénoménologie de l'attitude envers la mort. « Être pour la mort » est un terme qui saisit cet aspect spécifique que Heidegger souhaite analyser.

Dans une approche très différente, Épicure nous présente des arguments rationnels destinés à combattre notre peur de la mort. Si la mort est un état de non-existence, il n'y a rien à craindre dans la mort. Cela ne sert à rien de s'inquiéter à ce sujet pendant que nous sommes en vie. Est-ce que la vie et la mort sont mutuellement exclusives, comme Épicure le suggère, ou sont-elles, comme Heidegger le pense, intimement entrelacées ? Ces questions sont discutées dans le chapitre IV, dans lequel j'étudie la peur de la mort comme partie intégrante de la maladie.

Le chapitre V discute l'état liminal que constitue la vie dans l'ombre de la mort et comment cette ombre peut apparaître par l'utilisation de la technologie médicale de la greffe d'organes. J'analyse une œuvre littéraire, « L'ombre » de Hans-Christian Andersen[1] et le court texte de Jean-Luc Nancy, *L'intrus*[2], afin de comprendre la greffe comme une intrusion irréversible et continue du type le plus extrême : une intrusion au sein d'une de ses cavités corporelles les plus profondes. Je suggère que l'expérience de subir une greffe d'organe est ce que la philosophe Laurie Paul appelle une expérience transformatrice : une expérience qui vous change profondément et de manières imprévisibles. Une greffe est une transformation.

Dans le chapitre VI, le chapitre final, j'introduis la notion de thérapie philosophique. En continuité avec les discussions d'Épicure, je me tourne vers son idée que les arguments philosophiques doivent être de la « médecine pour l'âme ». Pour les philosophes de la Grèce antique, la philosophie n'était pas un sujet académique fait pour être étudié à l'écart de la vie quotidienne. Au contraire, la philosophie était un ensemble de compétences pratiques ayant pour but de renforcer et d'améliorer la vie. L'idée qu'une réflexion philosophique peut être un soutien en période

---

1. H.C. Andersen, *L'ombre et autres contes*, trad. fr. M. Auchet, Paris, Librairie générale française, 2001.
2. J.-L. Nancy, *L'intrus*, Paris, Galilée, 2000.

difficile sera appliquée à la maladie. De même qu'Épicure propose des arguments contre la peur de la mort, nous verrons comment une certaine conception du temps, à vivre dans le présent, se prête mieux à la vie avec la maladie. En utilisant la philosophie pour traiter d'une question pratique – à savoir : comment puis-je bien vivre avec la maladie ? – le chapitre VI fait se rejoindre la perspective à la première personne de l'expérience vécue de la maladie et celle à la troisième personne de la réflexion philosophique.

Dans l'espoir que certains praticiens de la santé liront ce livre, je fais quelques suggestions au cours de l'ouvrage sur la manière dont une approche phénoménologique pourrait informer leur important travail. Il y a quelques suggestions d'ordre pratique sur la manière dont une approche phénoménologique pourrait être incorporée dans des pratiques médicales courantes montrant que le point de vue du patient est pertinent et instructif.

Dans ce qui suit, je partage des expériences et des idées personnelles dans l'espoir qu'elles puissent mettre en lumière les idées philosophiques discutées, ainsi que pour démontrer l'importance de la perspective à la première personne. Les rencontres décrites sont réelles, mais les noms et certains détails ont été modifiés pour éviter toute identification.

Lorsque je parle de maladie dans ce livre, je fais principalement référence à la maladie physique. N'ayant aucune expérience de la maladie mentale, j'ai pensé qu'il serait plus prudent de se limiter à la maladie physique. Il ne s'agit pas de nier l'importance de la maladie mentale ou de la souffrance ressentie par ceux qui en sont affectés. Je fais aussi peu de références au handicap (sauf lorsque je parle de mon propre handicap). Encore une fois, ce n'est pas pour diminuer l'importance de celui-ci, mais pour éviter de parler au nom de personnes qui sont touchées par des choses différentes. Je suppose qu'il doit y avoir des convergences entre les expériences caractéristiques de ces trois états et que mon analyse peut être pertinente pour la maladie mentale et le handicap, mais je ne fais aucune affirmation sur ces deux sujets.

Je ne prétends à aucun instant que mes expériences sont universelles ou même similaires à celles des autres. Je les partage dans l'espoir de rendre la maladie un peu moins effrayante, moins anonyme, en parlant de ce qu'il m'est arrivé. Mon souhait est que la maladie, un événement quasi universel affectant presque tout le monde, soit présentée sous un jour nouveau en la voyant d'un point de vue phénoménologique.

Chapitre premier

LE CORPS DANS LA MALADIE

Noël 2004, en plein été dans l'hémisphère sud, je suis en Nouvelle-Zélande. Mes amis et moi sommes en vacances, nous passons deux semaines à explorer l'île du Sud. Une partie de notre voyage est une balade de trois jours sur un sentier côtier à Kaikoura. Nous marchons vers la ferme dans laquelle nous séjournons, sur la côte est de l'île. En chemin, nous apercevons dauphins, morses et pigeons ramiers. L'air est frais et le paysage magnifique. J'ai hâte de battre le sentier. Je me sens confiante, car j'ai fait beaucoup de sport ces derniers temps. Je suis en pleine forme et pleine de vie. Je suis devenue une maniaque de la santé, mangeant peu de gras, passant 45 minutes par jour sur le *stepper* et soulevant des poids. Je cavale en tête du groupe, heureuse, pleine d'énergie, éclatante de joie. Nous avançons à vive allure, papotant et profitant de la vue et du soleil.

Le terrain change, et nous montons maintenant une pente. Soudain, les choses deviennent difficiles pour moi. Je traîne à l'arrière ; je n'arrive plus à parler avec mes amis. Je m'arrête et vide l'eau que je porte. Peut-être suis-je trop chargée ? Je tente de reprendre mon rythme, mais quelque chose m'en empêche. Je dois souvent m'arrêter afin de reprendre mon souffle. Même en marchant lentement, j'ai besoin de m'arrêter. Le sentier si accueillant et joli est devenu dur et interminable. Finalement, je me retrouve presque une heure derrière mon groupe. Ma belle-sœur Mona, toujours patiente, se rend compte de mes difficultés et se met à mon rythme. Elle s'arrête avec moi, en prétextant vouloir regarder les paysages. Je m'inquiète : comment puis-je être en si mauvaise forme ? Pourquoi mon corps est-il incapable d'effectuer tous les exercices ? Alors que je pensais être en tête, je me retrouve dernière, à la traîne au bout de mon groupe.

Dans les mois qui ont suivi, mon mari et moi tentons de trouver diverses explications à mon essoufflement. Peut-être mes poumons sont-ils trop petits ? Peut-être suis-je atteinte d'asthme ? Se pourrait-il que j'aie une petite infection pulmonaire ? Je retourne à la salle de sport avec une férocité et une détermination accrues et m'abonne, en plus, à une séance de kick-boxing. Je ne vais pas voir le docteur, et ne le ferai pas pendant deux ans, jusqu'à ce que mon essoufflement soit devenu tellement important et anormal que ces faibles excuses ne paraissent plus raisonnables. Mais le sentiment d'incertitude, la lutte, l'incapacité à comprendre les réponses de mon propre corps sont depuis devenus de fidèles compagnons.

La trahison du corps, et le sentiment croissant d'aliénation vis-à-vis de celui-ci ressenti par le malade, sont les sujets centraux de ce chapitre. Comment l'expérience d'un corps malade diffère-t-elle de celle d'un corps en bonne santé ? L'approche phénoménologique de Merleau-Ponty apporte un point de vue fascinant sur cette différence. C'est, en particulier, l'importance qu'il accorde à la perception et à sa centralité dans l'existence humaine qui est, je trouve, particulièrement éclairante au sujet de la maladie.

Merleau-Ponty considère le corps et la perception comme le siège de la personnalité, ou de la subjectivité. À l'origine, un être humain est un organisme qui perçoit et expérimente, vivant en intimité et en interaction immédiate avec son environnement. Penser l'être humain, c'est penser un animal qui perçoit, ressent et réfléchit, qui est ancré dans un contexte significatif et qui interagit avec les choses et les personnes qui l'entourent. Par cette approche, Merleau-Ponty réagit à une définition précédente, intellectualiste (selon ses propres termes) de l'être humain apportée par le philosophe du XVIIᵉ siècle René Descartes (1596-1650). Descartes nous a définis comme des âmes pensantes et abstraites qui occupent temporairement, et de manière contingente, un corps physique. On caractérise la pensée de Descartes comme « dualiste », car il postule deux substances différentes : les substances spatiales ou étendues, que sont les objets physiques, et les substances pensantes comme les esprits.

L'objectif de Merleau-Ponty était de corriger cette vision dualiste et, tout en évitant la réduction matérialiste de l'esprit à la matière, de mettre en avant le caractère indissociable du corps et de l'esprit, de la pensée et de la perception. Son approche peut être décrite comme holistique à l'égard de l'être humain. Nous ne pouvons pas diviser une personne en une partie physique et une partie mentale, puisque les deux sont inséparables. Toute activité mentale doit être sous-tendue par des actions physiques (par exemple, l'activité d'un neurone dans le cerveau). Il est impossible, selon Merleau-Ponty, d'imaginer une action purement mentale, car cette activité, aussi abstraite qu'elle puisse être, est toujours incarnée. De plus, pour l'apprentissage de notions et de concepts abstraits, l'expérience du monde est nécessaire. Par exemple, notre concept de la couleur rouge naît de la vision d'objets rouges. Les concepts émergent d'une expérience sensorielle, perceptive. En rassemblant ces deux arguments, nous pouvons voir les raisons pour lesquelles Merleau-Ponty dit qu'il n'existe pas d'esprit qui soit indépendant du corps au sens strict.

De la même manière, l'action physique ne peut pas être vue comme une manipulation mécanique mystérieusement gouvernée à distance par des commandes mentales. Le corps n'est pas un véhicule passif qui attend les instructions de l'esprit. Ce n'est pas non plus un système de poulies et de leviers (comme le concevaient les philosophes mécanistes du XVIIe siècle) qui ne prend vie que lorsqu'il est muni d'une âme. Au contraire, il s'agit d'une entité active, capable d'actions dirigées vers un but et de réponses intelligentes à un environnement. La séparation entre corps et esprit n'a aucun sens. De plus, la séparation stricte entre un royaume interne et un monde extérieur n'a, en réalité, aucun sens lorsque nous pensons à la manière dont nous faisons l'expérience de notre corps et de notre monde : comme un ensemble unifié, sans coutures.

Plutôt que de séparer artificiellement esprit et corps, Merleau-Ponty met l'accent sur la centralité du corps et décrit la manière dont le sujet l'habite. Ce point de vue plus organique et biologique de l'être humain comme un animal humain (qui possède aussi une culture, une socialité, et un monde doté de significations) considère le corps comme le siège et la condition *sine qua non* de l'existence humaine. Être, c'est avoir un corps qui perçoit constamment le monde au moyen de la vue, du toucher, de l'odorat... Ainsi, le corps est situé et il est capable d'intentionnalité vers divers objets de son environnement. L'existence humaine se déroule au sein des horizons ouverts par la perception.

Par conséquent, pour Merleau-Ponty, le corps est un corps-sujet, engagé dans un « dialogue primordial » avec le monde. Ce dialogue est un engagement préréflexif, absorbé dans l'environnement, qui peut être aisément compris en pensant aux pratiques quotidiennes. Aller se promener est un exemple de dialogue de ce type avec l'environnement : les jambes propulsent le corps en avant, le labyrinthe dans nos oreilles nous garde droit et équilibré, les yeux apportent des informations visuelles sur le chemin à venir et sur tout obstacle qui doit être négocié... Ce type de dialogue avec l'environnement demande une réception constante d'informations, et de recalculer en permanence le chemin, la vitesse, et l'effort musculaire à effectuer.

Un second dialogue a lieu entre les différentes parties du corps et les différents types d'informations. Cette activité synthétique unifie l'information provenant des yeux, des jambes, des muscles… pour créer une expérience unie de la marche. Durant toute cette interaction complexe, le marcheur pourrait être en pleine discussion à propos de Nietzsche, sans porter d'attention consciente à son corps. Cela n'en fait pas quelqu'un de désincarné, et ne ramène pas au premier plan le dualisme cartésien. Cela montre simplement que l'incarnation est une condition de fond à la subjectivité. Cela est vrai même si aucune attention n'est donnée au corps. Que l'on soit en train de jouer au tennis ou de résoudre un problème mathématique, ces deux activités, et toutes celles situées entre ces deux extrêmes, ne sont possibles qu'en vertu de posséder un corps, d'avoir une existence incarnée dans un monde.

Une grande part de nos actions, et en particulier les actions routinières, sont préréflexives : elles sont le produit de nos habitudes plutôt que de notre réflexion consciente. Un réseau complexe de ces habitudes produit notre comportement. Nos habitudes et nos façons ordinaires de nous engager avec notre environnement créent un monde familier et rempli de significations. En surplomb de cette activité de fond, qui est souvent implicite, se produisent la réflexion et la pensée consciente. Normalement, nous prêtons attention à ce qui nous préoccupe consciemment à un moment précis – par exemple, un problème philosophique plutôt que la tasse de thé que nous sommes en train de préparer en même temps. Mais Merleau-Ponty se concentre sur le sens et la sophistication de cette activité de fond et cherche à comprendre comment elle autorise la pensée consciente à surplomber celle-ci, pour ainsi dire.

Le corps est au centre de son étude. C'est un type d'objet unique pour Merleau-Ponty. Le corps est, bien sûr, une chose physique, un objet qui peut être pesé, mesuré, et décrit en termes purement physicalistes ou naturalistes. Mais c'est aussi la source des sentiments subjectifs, des perceptions et sensations, de la subjectivité et de la conscience. De sorte que le corps est un sujet-objet, un être unique qui peut être expérimenté à la fois à la troisième personne (nous voyons d'autres personnes, mesurons leur taille, observons la couleur de leurs yeux) et à la première personne (je me sens assis sur cette chaise ; j'ai soif ; j'étire mes bras et ressens la distension et le relâchement de mes muscles).

Merleau-Ponty utilise l'exemple simple (provenant des *Méditations Cartésiennes* de Husserl) de deux mains qui se touchent. Chaque main touche, agit, sent l'autre main, mais est également touchée, passive, est sentie par l'autre main. C'est cette façon de voir le corps comme étant à la fois un sujet actif tactile et un objet passif touché qui réunit le corps et l'esprit, les perspectives à la première et la troisième personnes, et exprime le plus clairement la position unique du corps.

Merleau-Ponty développe la notion d'intentionnalité corporelle. L'intentionnalité était à l'origine conçue par Franz Brentano et Husserl comme une relation entre les phénomènes mentaux et leurs objets. C'est la relation d'être *au sujet* de quelque chose, ou de tendre *vers* quelque chose. Par exemple, si je souhaite manger de la crème glacée, la crème glacée est l'objet intentionnel de mon désir.

Curieusement, seuls les phénomènes mentaux sont intentionnels, ou *au sujet* de quelque chose. Souhaiter manger une glace, ou croire que le vélo est dans l'abri, sont des exemples d'intentionnalité dirigée vers la glace ou le vélo. Chaque acte mental tel que croire, désirer... doit être au sujet de quelque chose, ou, en d'autres termes, il doit avoir un objet. Les pensées sont *au sujet* de quelque chose, les croyances et les désirs sont *au sujet* de quelque chose, mais les objets physiques ne peuvent pas être au sujet de quoi que ce soit. Les objets physiques ne sont pas des phénomènes mentaux, et par conséquent ne possèdent pas d'intentionnalité. Une chaussure ne peut pas, par principe, être au sujet de quoi que ce soit. Cette caractéristique, la faculté d'« être au sujet de quelque chose », est souvent considérée comme le signe distinctif du mental.

Merleau-Ponty a intégré dans sa pensée l'idée d'intentionnalité, mais il refuse l'idée que seuls les phénomènes mentaux puissent être dotés d'intentionnalité ou être au sujet de quelque chose. Il étend la notion d'intentionnalité pour y inclure l'intentionnalité corporelle. Il s'agit du fait que le corps vise certains objets, se dirige lui-même vers certains buts, et agit en quelque sorte « à propos » de divers objects et objectifs. Par exemple, si je tends le bras pour attraper une tasse de thé, ma main vise l'objet intentionnel, la tasse. La position de la main, la direction du mouvement, la courbure des doigts sont toutes dirigées, ou sont tendues vers cette tasse.

Un arc intentionnel, tel nommé par Merleau-Ponty, connecte mon corps à cette tasse de thé. Cet arc intentionnel donne un sens à une collection de mouvements corporels disparates, les unifiant autour d'une action sensée : la visée de la tasse de thé. Dans ce sens, nous pouvons dire que l'intentionnalité corporelle est analogue à l'intentionnalité mentale. Certains philosophes ont même une position plus radicale en disant que l'intentionnalité corporelle précède l'intentionnalité mentale et la fonde. Ils affirment qu'il ne peut y avoir d'intentionnalité mentale sans orientation corporelle dans un monde : l'intentionnalité mentale est toujours sous-tendue par l'intentionnalité corporelle.

Quelles sont les implications de l'intentionnalité corporelle ? Cette notion contribue à notre perception du corps comme une entité intelligente, prévoyante et dirigée vers un but. Le corps n'est pas une structure matérielle passive en attente de commandes mentales, il est, au contraire, activement engagé dans des interactions sensées et intelligentes avec l'environnement. Le corps *sait*, pour ainsi dire, faire beaucoup de choses : comment effectuer des actions précises et complexes, comment atteindre des objectifs, que ce soit patiner sur la glace ou conduire une voiture. En sachant ainsi se diriger, le corps effectue des actions qui ne sont pas de simples mouvements physiques aléatoires, mais des mouvements intentionnels, planifiés et dirigés vers un but. Ces mouvements, de plus, n'ont de sens qu'en étant compris comme dirigés vers un but. « [Le corps] est pour nous beaucoup plus qu'un instrument ou un moyen : il est notre expression dans le monde, la figure visible de nos intentions » [1].

La réponse du corps à l'environnement se fait dans un dialogue continu. Tout le reste dépend de la capacité du corps à effectuer, à prévoir, et à réagir de manière appropriée aux stimuli. Par conséquent, le corps est le noyau de notre existence et la base de toute interaction avec notre monde. « Le corps est notre moyen général d'avoir un monde » [2]. L'ensemble de nos actions et de nos buts doit être repensé à la lumière de ce nouveau rôle accordé au corps ou, plus précisément, de cette nouvelle reconnaissance du rôle qu'il a toujours joué.

Le corps malade

Après avoir constaté la centralité du corps dans toute discussion de la capacité d'action, de la subjectivité et de la poursuite d'objectifs, nous pouvons maintenant nous demander ce qu'il advient lorsque le corps perd certaines de ses aptitudes, et devient incapable d'interagir librement avec son environnement. Dans la maladie et, plus précisément, dans certains cas de maladie chronique et de handicap, nous avons besoin de repenser la capacité du corps à s'engager avec le monde, à apporter du mouvement, de la liberté et de la créativité comme il pouvait le faire auparavant.

---

1. « Un inédit de Maurice Merleau-Ponty », *Revue de Métaphysique et de Morale* 67, 1962, p. 403.
2. M. Merleau-Ponty, *Phénoménologie de la perception*, Paris, Gallimard, 1945, p. 171.

Comment devons-nous alors penser la maladie ? En mobilisant le point de vue de Merleau-Ponty sur le corps comme à la fois objet et sujet, ce qu'il nomme l'*ambiguïté* du corps, nous voyons une dimension importante de l'expérience corporelle que révèle la maladie. Il s'agit de la différence entre le corps biologique et le corps vécu. Le corps biologique est le corps physique ou matériel, le corps comme objet. Ce corps peut avoir une pathologie. Le corps vécu est l'expérience à la première personne du corps biologique. C'est le corps tel qu'il est vécu par la personne. Ce corps peut ressentir une maladie. En temps normal, dans la douce expérience quotidienne de la santé, les deux corps sont en alignement, harmonieux. Il y a accord entre l'état objectif du corps biologique et son expérience subjective.

En d'autres mots, le corps en bonne santé est transparent, tenu pour évident. Nous cessons de réfléchir à chacune de ses fonctions et chacun de ses processus, car, tant que tout se passe en douceur, ils forment l'arrière-plan corporel permettant le déroulement de choses plus intéressantes. Ainsi, si la digestion, l'équilibre des fluides et les performances musculaires fonctionnent normalement, nous ne les expérimentons pas consciemment. Ils nous permettent silencieusement et invisiblement de composer des symphonies, de prendre un café avec nos amis, ou de rêvasser en promenant le chien.

C'est seulement lorsque quelque chose dysfonctionne dans le corps que nous commençons à le remarquer. Notre attention est détournée vers les parties du corps qui fonctionnent mal et elles deviennent, tout à coup, le centre de notre attention, au lieu d'être le fondement invisible de nos activités. L'harmonie entre le corps biologique et le corps vécu est rompue, et la différence entre les deux devient remarquable.

Nous pouvons aussi penser le corps par analogie avec un instrument ou un outil. Prenez un stylo, par exemple. Nous utilisons normalement un stylo pour effectuer une tâche, disons, écrire une lettre. Pendant que nous utilisons le stylo, nous ne le remarquons pas. Il est discret ; c'est un moyen vers une fin. Notre attention est dirigée vers cette fin – écrire une lettre – pendant que les moyens sont relégués dans le fond. Mais lorsque le stylo n'arrive plus à écrire, que la voiture refuse de démarrer, que la bouteille de lait est vide, ils deviennent soudainement le centre de l'attention. Ils cessent d'être des rouages invisibles permettant la réalisation de certains projets et deviennent des saboteurs entêtés.

Cette discrétion caractérise les outils et caractérise encore plus notre corps. Alors que nous pouvons jeter un stylo usagé et en attraper un autre, notre corps noue avec nous des relations très différentes. Notre corps ne peut pas être remplacé, jeté, ou même réparé aussi bien que nous le souhaiterions. Ma tête migraineuse reste attachée à moi, et devient de plus en plus manifeste, de plus en plus handicapante. C'est précisément *parce que* notre corps n'est pas un outil que ses dysfonctionnements sont si intimement liés à notre bien-être. Alors que ma voiture en panne peut être vendue et une nouvelle achetée, mon corps *est* moi. Il s'agit d'un élément essentiel de notre existence incarnée qui émerge avec la maladie. La maladie est une façon abrupte et violente de révéler la nature intimement corporelle de notre être.

Une autre raison de l'émergence, au cours de la maladie, de la différence entre corps biologique et corps vécu est que le corps vécu est, en grande partie, un corps habituel. Il est utilisé pour effectuer certaines tâches à une certaine vitesse, d'une certaine manière. Pensez à la manière dont vous effectuez certaines tâches quotidiennes : se raser, jouer au tennis, couper des légumes, coudre, jouer du piano. Ces actions peuvent être effectuées de manière experte, efficace et en douceur, car elles sont devenues routinières. Notre corps a appris à les effectuer et, avec chaque répétition, l'habitude a été solidifiée, incorporée plus profondément dans notre répertoire corporel. Nous pouvons effectuer certaines actions en y portant peu ou pas d'attention. Ces actions sont attelées au but de l'activité : aller au travail, cuisiner un plat, repasser une chemise. C'est seulement lorsque nous regardons faire un novice, disons un enfant apprenant à faire du vélo, que nous comprenons la difficulté de l'activité et le niveau d'expertise singulier que notre corps a acquis.

Nos activités quotidiennes sont fondées sur les échanges entre le corps tel qu'il est ressenti au présent et le corps habituel. Le corps habituel apporte un cadre, une expertise, alors que le corps tel qu'il est ressenti nous apporte des informations instantanées sur notre environnement, sur nos différentes sensations, sur nos satisfactions... Notre corps expert est le produit de nombreuses années d'accoutumance et d'entraînement. La pratique peut être consciente et structurée, comme lorsque nous prenons des cours de danse ou des leçons de conduite, ou déstructurée et spontanée, comme dans les jeux d'enfants.

Cette expertise acquise, la facilité naturelle avec laquelle nous faisons les tâches habituelles, s'appuie sur deux choses. La première est la continuité du sujet expérimental. C'est la même personne qui apprend à jouer du piano depuis son plus jeune âge qui joue maintenant la Fantaisie de Mozart en ré mineur. La mémoire et la continuité sont essentielles au maintien de l'identité personnelle au fil du temps. La seconde est que les capacités effectives du corps biologique restent intactes. Ces capacités physiques sous-tendent toute tentative de répétition ou de maîtrise de nouvelles capacités. Prenez, par exemple, une adulte qui tente de faire une prouesse, comme une culbute ou un plongeon de dos, qu'elle avait l'habitude de faire quand elle était enfant. Il suffit qu'elle ne soit pas en forme, que ses muscles et sa souplesse ne soient plus aussi bons, pour que le corps habituel rencontre de la résistance de la part du corps biologique. Bien que l'habitude soit toujours présente, le corps biologique a changé et ne coopère plus avec la facilité et l'agilité qu'il avait auparavant.

Un autre exemple donné par Merleau-Ponty est celui du membre fantôme. Un membre fantôme est la sensation, potentiellement douloureuse, émanant d'une partie du corps (habituellement un membre) qui a été amputée. Le membre fantôme est douloureux ou démange, alors que le vrai membre a été retiré, parfois depuis un certain temps. Ce phénomène est resté une énigme pour les médecins durant des siècles. Comment un membre absent peut-il causer la moindre sensation ? Quel est le véritable objet de la douleur lorsque le membre fantôme est douloureux ? Ce phénomène déconcertant ne pouvait pas être décrit par une explication physique naturaliste, car les terminaisons nerveuses qui envoient des signaux de douleur vers le cerveau de la personne sont simplement absentes. Comment peut-on ressentir de la douleur ou un picotement dans une main qui a été amputée des années auparavant ?

Si nous retournons à la distinction faite par Merleau-Ponty entre le corps biologique et le corps vécu, nous pouvons expliquer un membre fantôme comme une scission entre le corps biologique et l'expérience vécue de celui-ci. Le corps biologique n'a pas de membre, mais le corps vécu ressent le membre comme présent, douloureux, démangeant. Il est inutile de dire à la personne que le membre n'est pas là, ou de nier l'expérience vécue. Le membre fantôme est l'expression du corps tel qu'il a été, basé sur des décennies de schéma corporel avec quatre membres. Le corps habituel n'est pas détruit instantanément lorsque le corps biologique perd un membre. Le schéma corporel doit être reconstruit, et de nouvelles habitudes corporelles doivent être créées, pour compenser la perte. Et parfois, comme dans les cas de membre fantôme, le membre perdu continue d'exister, pour ainsi dire, dans l'expérience vécue de la personne.

Un autre exemple de la scission entre le corps biologique et le corps vécu est l'anorexie mentale. Si nous jetons un regard objectif sur le corps biologique, nous pouvons voir un corps squelettique, émacié. Il s'agit du corps biologique, dont la maigreur peut être mesurée par la pesée ou par le calcul de l'indice de masse corporelle. Mais si nous demandons à la personne concernée de décrire son corps, elle pourrait dire qu'elle le ressent comme obèse, encombrant, large. Le corps subjectif, ou le corps tel qu'il est vécu, est un corps gras, monstrueusement corpulent. Comme nous le savons, nier cette expérience en faisant appel aux faits objectifs est inutile. Ici, encore, nous pouvons voir la scission entre le corps tel qu'il est, objectivement, et le corps tel qu'il est vécu.

Comprendre cette scission nous donne des outils pour décrire l'impact de la maladie. Puisque le corps dans la description de Merleau-Ponty joue un rôle central, et que la maladie change le corps, l'impact de la maladie est plus important que nous avons pu le penser précédemment. Nous pouvons désormais commencer à apercevoir comment « être malade » n'est pas juste une contrainte objective imposée sur une partie du corps biologique, mais aussi un bouleversement systémique de la manière dont le corps ressent, agit et réagit en tant que totalité. Le changement dans la maladie n'est pas local, mais global, non pas externe, mais touchant au cœur de la subjectivité. Puisque

> je n'assemble pas les parties de mon corps une à une ; cette traduction et cet assemblage sont faits une fois pour toutes en moi : ils sont mon corps même... Mais je ne suis pas devant mon corps, je suis dans mon corps, ou plutôt *je suis mon corps*[1].

Mon corps malade

Nous sommes des créatures d'habitudes. J'ai déjà oublié comment c'était avant. Avant que je sois malade. Avant que je ne vive dans l'ombre de l'essoufflement chronique, dans la peur de l'infection, et dans le besoin infini de faire attention aux choses. Le besoin infini de m'occuper des livraisons d'oxygène, de passer des analyses, de renouveler mon ordonnance, d'aller chercher des médicaments, de prendre des médicaments, d'aller à une consultation – en bref, le besoin de gérer ma maladie.

Ma maladie est devenue une partie de ma vie à une vitesse incroyable. Dans un premier temps, c'était un désastre externe, quelque chose qui n'était pas censé m'arriver : quelque chose d'extraordinaire, alors que j'étais ordinaire. La première semaine après mon diagnostic, je me réveillais, béatement ignorante de la nouvelle réalité de ma vie. Au

---

1. M. Merleau-Ponty, *Phénoménologie de la perception, op. cit.*, p. 175 (italiques ajoutés).

fur et à mesure que je sortais de mon sommeil, la compréhension que quelque chose avait tourné terriblement mal s'écrasait sur ma tête encore somnolente. Ces moments d'éveil sans me rappeler que j'étais malade ont rapidement disparu. Une nouvelle ère a commencé. Ma maladie s'est intériorisée, est devenue une partie de ma vie, une partie de moi, une partie de mon corps.

Mon corps s'est adapté aux nouvelles limitations avec un empressement stupéfiant. J'ai rapidement oublié comment les choses étaient avant. En un an, mes habitudes physiques étaient devenues complètement différentes. Alors que, les premiers mois, mon corps aurait tenté de marcher à vive allure, de se dépêcher dans les escaliers, ces mouvements ont été gommés de mon répertoire corporel. Alors que ma mémoire contenait toujours des images de panoramas au sommet des montagnes ou à l'intérieur de salles de sport, je ne pouvais plus me souvenir de ce que *cela faisait* de courir, de s'entraîner, de cette euphorie qui accompagne l'effort, ou de l'aisance d'être jeune et en bonne santé. De nouvelles habitudes ont été formées et une nouvelle manière de négocier le monde a été incorporée dans mes caractéristiques physiques. Elles se sont accompagnées d'un oubli complet des plaisirs du mouvement physique.

Avant d'être malade, je faisais des projets et je désirais les biens ordinaires que la vie peut nous offrir. Je pensais que mes vœux étaient banals, qu'ils s'appuyaient sur une liste d'attentes modestes et implicites : être en bonne santé, être heureuse, être en sécurité. Après l'apparition de la maladie, ces souhaits commencèrent à paraître exubérants. Pouvais-je vraiment m'attendre à tout ça ? Est-ce que je pensais vraiment que cela allait de soi ? Que cette liste d'éléments infiniment complexes, tous dépendant fortement du facteur chance, allait simplement devenir réalité ?

J'ai commencé à me dire que j'en demandais trop, que nous en demandons toujours trop. Que rien ne pouvait toujours se passer en douceur, et encore moins tout, tout le temps. Mais j'avais un atout dans ma manche. J'allais bien. Je mangeais bien. Je faisais du sport. Je ne fumais pas et je ne buvais pas. Je faisais attention à moi. Lorsque je me comparais avec des amis, la plupart d'entre eux avaient été de gros fumeurs pendant plus de 20 ans ; je trouvais que je méritais d'avoir la vie qu'ils avaient la chance d'avoir, plus qu'eux-mêmes ne le méritaient. Je suis tombée comme une débutante dans le piège de la souffrance et je n'arrêtais pas de me demander : pourquoi est-ce arrivé à moi ? Cette question n'avait pas de réponse, ou, du moins, pas de réponse que l'on puisse donner avec le savoir médical actuel. C'était un arbitraire coup du sort.

Mes attentes ont dû changer, rapidement. Ma liste de vœux s'est resserrée sur un seul élément : je veux vivre. Je ne m'attends pas à ce que l'ombre sorte un jour de ma vie et disparaisse. Je ne m'attends pas à avoir une famille, à être capable de faire mes valises et de partir en voyage, à célébrer mon soixantième anniversaire, ou réserver sur un coup de tête un vol pour la Grèce. Je ne m'attends pas à me sentir mieux. Mon seul souhait est de m'accrocher à ce que j'ai maintenant : être en vie, avoir une qualité de vie moyenne, faire certaines des choses que j'aime. C'est beaucoup, je me disais. Et c'est ce vernis de normalité, ce sentiment légèrement triste et déplacé d'être chanceuse, qui me fait tenir dans cette maladie.

C'est lorsque je fais face à la pitié, lorsque les gens manifestent un peu de leur extraordinaire tristesse et anxiété pour moi, lorsque les gens réagissent avec choc et horreur à ma maladie, que mon histoire s'émiette. Et là, je le sais : les choses vont bien pour la plupart des gens la majorité du temps. Seules 160 femmes au Royaume-Uni, et quelques milliers dans le monde, ont été diagnostiquées avec une LAM. C'est vrai que les autres personnes ont d'autres problèmes. Mais si je considère mes amis et mes connaissances, la majorité d'entre eux sont en parfaite santé. La plupart d'entre eux ont des enfants en bonne santé. La plupart d'entre eux ont toutes les choses qui étaient sur ma liste de vœux bien trop humaine, et les considèrent comme acquises. La plupart d'entre eux vivent avec une assurance démesurée dont ils sont joyeusement ignorants. Ils ont plutôt, naïvement et spontanément, le sentiment que cela leur est dû. Pourquoi les choses ne marcheraient-elles pas pour moi, me demandent-ils ?

Dans les jours qui ont suivi mon diagnostic, je n'arrivais pas du tout à réfléchir. Je n'osais rien lire à propos de ma maladie ou apprendre quoi que ce soit à son sujet. J'avais l'impression que toute autre information ne m'apporterait rien que d'autres faits sinistres qui me pétrifieraient. Je souffrais de ce que Joan Didion appelle « la pensée magique »[1] : la pensée irrationnelle, autoflagellante, mystique, qui est apparemment habituelle en cas de détresse. Je m'en voulais d'avoir autant attendu avant d'aller chez le médecin. Je m'en voulais d'avoir été si arrogante et de ne pas avoir fait d'économies pour ça depuis le début. Je m'en voulais d'avoir osé avoir une liste de vœux.

Plus je me suis adaptée à la situation, plus je me suis sentie en colère. J'ai passé plusieurs mois à me demander, « pourquoi est-ce arrivé à moi ? ». Je m'apitoyais sur mon sort. J'ai pleuré pendant des jours, endeuillée de l'enfant que je pensais que je n'aurais jamais, en pensant

---

1. Voir J. Didion, *L'année de la pensée magique*, trad. fr. P. Demarty, Paris, Grasset, 2007 [NdT].

à la vie courte et infirme qui s'offrait à moi. Lorsque je me promenais au parc, je regardais les jeunes mères jouer avec leurs enfants, et une vague de jalousie déferlait sur moi. Je me répétais encore et encore que je n'aurais jamais ces choses : le sentiment de sécurité, la croyance naïve en la bonté de la vie, les longs après-midis tranquilles au parc, et les inquiétudes banales, comme changer la décoration ou soigner un genou écorché.

Il m'a fallu de longues conversations avec une autre femme atteinte de LAM pour sortir du cercle vicieux de la jalousie, de l'apitoiement sur soi et du désespoir. Grazyna, qui était malade depuis longtemps et qui avait plus mauvaise mine que moi, est devenue une amie proche. J'avais l'impression de pouvoir lui parler car elle aussi avait la LAM, et qu'elle aussi faisait face aux mêmes problèmes que moi. Elle m'a secourue de mon propre piège en m'écoutant avec une grande compassion, tout en refusant d'accepter les points de vue délétères que j'énonçais sur notre maladie. Elle m'a dit d'arrêter de me plaindre, d'arrêter de faire toute une histoire de choses triviales, et de commencer à apprécier ce qu'il me restait. Lorsque je me plaignais du regard des autres dans la rue à cause de ma bouteille d'oxygène, elle me disait de regarder autre chose que moi-même. D'arrêter de penser que j'étais si intéressante aux yeux des autres et, à la place, d'apprécier la mobilité que l'oxygène m'apportait.

Son refus d'accepter mon auto-apitoiement a fonctionné. Je réalisais que j'avais besoin de discipline. J'avais besoin de discipline dans la gestion de ma maladie, et j'avais besoin de discipline émotionnelle. J'avais besoin de prendre les médicaments, de voir le docteur, de faire les analyses et de faire les examens respiratoires, de commander l'oxygène, de renouveler mes prescriptions et de dormir avec le masque à oxygène, même si cela me causait des saignements de nez. J'avais besoin de marcher autant que possible et d'aller au yoga trois fois par semaine, de manger équilibré et de prendre mes suppléments vitaminiques, de me faire vacciner contre la grippe tous les automnes et de tolérer patiemment les tests invasifs et les protocoles médicaux douloureux. C'était la partie facile.

Développer une discipline émotionnelle était bien plus compliqué. Il fallait apprendre à dire non aux émotions négatives. Il fallait apprendre à aller s'asseoir dans un café lorsqu'écrire à la maison devenait déprimant. Il fallait arrêter de regarder la vie des autres et d'inventer des histoires sur leur bonheur. Il fallait s'ouvrir au fait que les autres gens souffraient aussi, qu'il y a d'autres types de douleurs et de sources de misères. Il fallait que je récite, même par cœur, toutes les bonnes choses dans ma vie et que je cultive au fond de moi ce sentiment, paradoxalement optimiste, que tout allait bien se passer.

J'avais besoin d'apprendre à cesser de faire attention à ce que les autres avaient. Se concentrer sur les bonnes choses et détourner son regard de la souffrance. Éviter les films et les nouvelles tristes. Arrêter de remarquer les enfants dans les parcs. J'ai dû étouffer une partie de moi pour accomplir cela, mais ce compromis était essentiel. J'ai dû arrêter de ressentir le regard des autres et les commentaires parfois déplacés, et apprendre à être dure en retour. J'ai dû développer une cécité à certains types de regard et une surdité à certains types d'avance. Il a fallu apprendre à arrêter d'être gentille à mes dépens. Il m'a fallu apprendre à dire « je suis handicapée » lorsque je réserve des chambres d'hôtel. J'ai dû me forcer à marcher dans une pièce remplie de personnes avec mon oxygène sur moi et à garder la tête droite, regarder les yeux des gens s'écarquiller par surprise, puis se détourner avec embarras.

J'avais besoin de m'immerger dans de nouveaux projets. Ainsi, nous avons acheté une maison et adopté un chien trouvé, une Lurcher femelle dénommée Laika, comme la chienne Soviétique envoyée dans l'espace en 1957. J'ai passé un long moment à la dresser et à la promener, et mon état de santé s'est dûment amélioré. Au départ, mon rythme d'escargot rampant en montée jusqu'au parc m'était extrêmement pénible. Mais au fil du temps, ma forme s'est améliorée, ou alors je suis devenue moins consciente de ma lenteur, et ces promenades sont alors devenues vraiment très agréables. J'ai découvert le plaisir de jardiner, et passé de nombreux après-midi au soleil, me penchant et soulevant, arrosant et coupant avec joie à mon rythme limité. Je me suis promenée en vélo électrique. Et parfois, si ce n'est pour certains regards ahuris, j'oubliais que quelque chose n'allait pas. Les choses devenaient anormalement normales.

Le processus de normalisation est quelque chose de curieux. Il m'a fait admirer mon corps dans son savoir automatique et tacite. J'ai appris quels procédés complexes de compensation ont lieu lorsque le tissu pulmonaire est abîmé. La manière dont le corps augmente automatiquement le nombre de cellules rouges transportant l'oxygène. La manière dont le cœur augmente la cadence, pompant le sang à travers les poumons encore plus vite pour tenter d'absorber plus d'oxygène avec une surface réduite.

J'ai commencé à m'autocensurer de mouvements qui causaient mon essoufflement. À chaque fois que j'essayais quelque chose d'ardu – et échouais –, mon corps enregistrait stoïquement cet échec et par la suite évitait cette action. Le changement était subtil, car cela se passait furtivement. Le résultat miraculeux créé par les capacités d'adaptation de mon corps était que j'arrêtais de ressentir aussi intensément toutes les choses que je ne pouvais pas faire. Elles étaient retirées en silence de mon répertoire corporel, d'une manière si subtile que je le remarquais à peine. Insidieusement, les changements s'accumulaient, bien sûr, mais leur impact était limité par l'ajustement constant qui se produisait de manière subliminale.

Mes habitudes ont changé. J'ai commencé à prévoir chaque montée d'escalier, à compiler une petite liste dans ma tête pour éviter les montées d'étages inutiles. J'ai planifié des points de rendez-vous avec mes amis en fonction des pentes. Certaines parties de la ville ou de bâtiments sortaient de mon territoire : le sommet de la *Nine Tree Hill*, le bureau de mes collègues au quatrième étage, les appartements au dernier étage. Je devenais épatée de voir des gens gravir une pente tout en bavardant.

Mes promenades quotidiennes avec Laika étaient méticuleusement planifiées pour éviter toute ascension inutile. Après avoir été en retard à une dizaine de rendez-vous, j'ai fini par ajouter quinze minutes à mes durées de trajet. J'ai commencé à arriver en avance à la gare et à attendre en haut des escaliers jusqu'au dernier moment, en cas de changement de quai, ce qui m'aurait forcée à monter les escaliers à nouveau. Pendant de nombreux mois, j'ai résisté à l'ascenseur. Je montais les escaliers lentement, horriblement essoufflée. Les gens s'arrêtaient souvent pour me demander si tout allait bien. Le jour est venu où j'ai abandonné les escaliers et arrêté d'essayer de faire semblant d'être la même qu'auparavant.

J'ai ajusté ma marche à un rythme lent et mesuré. Chaque fois que j'avance, une partie de mon esprit est désormais préoccupée par ma respiration : ai-je besoin de ralentir ? Faut-il que j'ajuste mon niveau d'oxygène ? Devrais-je tenter de gravir cette pente ? Mes jours étaient maintenant divisés en « bons jours » et « mauvais jours ». Les bons jours étaient grisants d'exaltation. Dans un bon jour, je pouvais marcher à vive allure (avec l'oxygène) dans l'appartement, monter la *Old Ashley Hill* très lentement, monter les escaliers en ne m'arrêtant qu'une seule fois, tenir les poses de yoga aussi longtemps que le reste de la classe. Les mauvais jours étaient comme la mort. Les mauvais jours, mon corps se refermait sur moi et me rappelait constamment mon incapacité à faire tellement de choses. Dans un mauvais jour, une descente d'escalier pour m'acheter un café, c'était déjà trop.

Je me souviens d'avoir encore essayé de faire des choses. Je me souviens d'un match de football américain en Australie, sur les terrains de l'*Australian National University*, où j'ai enseigné. Mon amie Karen, que je défendais, a foncé droit devant. Je l'ai poursuivie, mais avant même de m'en rendre compte, elle avait marqué un *touchdown*. Je me souviens d'avoir joué au basketball avec des amis en ayant à m'arrêter toutes les cinq minutes pour me reposer. Je me souviens d'avoir couru sur le tapis de course dans la salle de sport, et d'avoir dû m'arrêter. Je me souviens d'avoir grimpé une vallée dans les *Blue Mountains* en Australie et d'avoir été à la traîne. Chaque fois, je me sentais mentalement faible, paresseuse. Je pensais qu'il fallait faire plus d'efforts.

Finalement, mon corps a appris à arrêter d'essayer. Il a appris à abandonner ses habitudes pour en former de nouvelles. On m'a avertie du danger d'hypertension pulmonaire secondaire, endommageant le cœur, qui travaille si dur pour pomper le sang vers les poumons. On m'a prévenu du danger du collapsus pulmonaire et de l'insuffisance respiratoire. Lorsque je dors seule, je prends le téléphone à l'étage avec moi. Au cas où.

Mon corps s'est adapté, ses habitudes sont maintenant largement transformées par ses limitations nouvellement acquises. Mais mon esprit souffre toujours dans son désir de liberté, de mouvement joyeux, d'abandon physique. Je rêve souvent que je cours. Je fonce tout droit, à un rythme effréné, mes pieds touchent à peine le sol. Je cours et je cours, libre de toute limitation respiratoire, exaltée par la vitesse que je produis. Ce sont ces rêves qui me rappellent ce qui m'a été ôté : la liberté corporelle à laquelle je pensais à peine lorsqu'elle était mienne.

CHAPITRE II

LE MONDE SOCIAL DE LA MALADIE

L'empathie. S'il fallait que je choisisse parmi les émotions humaines celle qui est en plus grand déficit, ce serait l'empathie. Et cela n'est nulle part plus évident que dans la maladie. La douleur, le handicap et la peur sont exacerbés par l'apathie et le dégoût que vous devez parfois affronter lorsque vous êtes malade. Il y a beaucoup de choses terribles autour de la maladie ; le manque d'empathie est celle qui fait le plus mal.

Je suis au service Respiration pour mes examens. Je m'y suis préparée plusieurs jours à l'avance. Je m'attends toujours à une dégradation. Je me dis, tu *sais* que ce sera pire cette fois. Une nouvelle détérioration s'accompagne toujours d'un rétrécissement de mon monde, d'une diminution des choses que je peux faire facilement, ou que je peux faire tout court. Chaque mois, ma respiration se détériore, et je me demande « à qui le tour ? ». Vais-je devoir abandonner mon vélo électrique ? Vais-je devoir installer des toilettes au rez-de-chaussée ? Vais-je pouvoir continuer à faire du yoga ? Ce n'est jamais facile de voir ses capacités diminuer et son monde devenir plus petit et plus difficile à négocier. La majorité des personnes vivent le déclin sur des décennies. Mais assister à l'amenuisement de ses capacités, à un rythme terrifiant, à l'âge de 35 ans, c'est horrible. Cependant, je sais que je dois effectuer ces examens respiratoires.

Une charmante physiologiste, Simone, est habituellement là. Elle bavarde avec moi, me parle de son petit ami. Mais cette fois, elle n'est pas là. Une autre physiologiste, renfrognée et peu sympathique, m'emmène à la salle de test. Elle prépare la machine sans dire un mot, me passe le tube, et me dit de souffler dedans aussi fort et aussi rapidement que je le peux. Je prends une grande bouffée d'air. J'expire dans le tube. Je souffle fort. Mon visage rougit, mon corps se tend, mes épaules tremblent avec l'effort. Je veux de bons résultats. Je veux les mêmes résultats que la dernière fois. Je veux être stable. Ce que je voudrais être stable ! Je souffle jusqu'à avoir envie de m'évanouir. Je veux être capable de souffler à nouveau ce pauvre 1,4 litre d'air hors de mes poumons comme la dernière fois. (Ce test est appelé VEMS, le volume maximal expiré pendant la première seconde d'une expiration forcée. Une valeur normale pour une femme de mon âge est d'environ 3 litres.) Je souffle. Mes poumons sont vides, et je me sens étourdie par le manque d'oxygène. Mais je continue de souffler aussi fort que je peux, étirant les membranes de mes poumons bien au-delà de leurs capacités. L'aiguille, insensible, se déplace à peine. Elle rampe vers le haut, affiche la quantité, inférieure, d'air que j'expire. Je m'assois, haletante. J'ai fait de mon mieux. Je me suis soufflée. Mais je sais que j'ai échoué, je sais que j'ai diminué.

Je lui demande mon résultat. « 1,1 », me dit la physiologiste, sans aucune trace d'émotion dans sa voix. J'essaye comme je peux de ne pas pleurer, mais la panique et le désespoir prennent le dessus sur moi. Je m'étouffe en pleurant. Pleurer mobilise intensément la respiration lorsqu'on est au mieux ; avec une maladie respiratoire, cela devient franchement difficile. Je sanglote en silence, amèrement, comme les pleurs des gens vaincus. Je déplore mon impuissance, la trahison de mon corps. Je n'y arrive pas. Je ne peux pas respirer convenablement. Je ne peux pas respirer. Toutes ces heures en salle de sport, de cours de kick-boxing, d'entraînement physique, de courses – tout ça – pour rien. Ma maladie est plus forte que mon corps, plus forte que ma volonté. J'ai perdu 300 précieux millilitres de fonction respiratoire, sur les trois derniers mois. L'équivalent de ce qu'un adulte perd en dix ans. Je regarde la physiologiste. Elle se tient debout, de marbre, montre même une pointe d'impatience. Maintenant, je pleure et ne peux pas faire les autres examens. Je suis en train de gâcher sa journée, de la mettre en retard. Je me reprends, lui demande un verre d'eau. Une main boudeuse me présente une tasse en carton mouillé. Elle ne me regarde pas et ne me dit rien. Je suis seule.

Plus tard, j'ai réfléchi à cette rencontre avec la physiologiste. Par quelle formation est-elle devenue capable de rester là à ne rien dire, sans le moindre mot de réconfort ou de distraction ? Est-ce ce qu'elle fait tous les jours avec tous ses patients ? A-t-elle ressenti autre chose que de l'agacement envers moi ? Ce type de comportement est-il sanctionné par le *National Health Service*[1] ? Me considère-t-elle comme une personne ?

1. Le NHS est le service public de la Santé au Royaume-Uni, l'équivalent de la Sécurité Sociale [NdT].

Je ne peux pas lui poser ces questions. Elle ne se souviendra probablement pas de moi. Je sais que j'ai enfreint la loi tacite du monde médical, où tout est impersonnel, où les annonces de détérioration et de maladie terminale doivent être accueillies avec des yeux secs et un regard fixe. Et au sein de ce monde, ma défaillance humaine me sera reprochée, alors que son manque d'humanité ne porte même pas de nom.

Je ne suis plus jamais allée seule à un examen respiratoire. Infiniment patient, mon mari vient à chaque test de fonction respiratoire. Il s'assoit dans la pièce, sirote du thé et plaisante avec la physiologiste, une autre physiologiste, très jeune, qui sourit et bavarde, et rend ainsi les tests bien plus supportables. L'examen dure une heure, et j'ai toujours peur qu'il s'ennuie, ou m'inquiète de tout le travail qu'il est en train de manquer. Il a assez de choses sur le dos. Je ne veux pas l'impliquer plus encore dans la mécanique pénible de la maladie. Mais je ne peux pas affronter seule mon propre déclin, la défaillance de mon corps et les choses terribles que cela implique.

Ce type de rencontre avec les professionnels de la santé m'a plusieurs fois surprise. Peu de personnes ont été explicitement grossières envers moi ; aucune n'a ignoré mes questions ou demandes. Mais peu prenaient soin de rendre la rencontre plus agréable et moins effrayante pour moi. Personne ne m'a demandé comment je me sentais par rapport à ma maladie. J'ai rapidement compris que lorsque les docteurs demandent « Comment allez-vous ? », ils disent « Comment va votre corps ? » et que lorsqu'une radiographie à rayons X de mes poumons est affichée sur l'écran et que plusieurs docteurs se tiennent autour d'elle en discutant mon « cas », ils ne m'incluraient pas dans leur discussion, même si j'étais debout à côté d'eux. Ils ne voudraient pas savoir à quel point ma vie a changé à cause de cette maladie, ou comment ils pourraient me la rendre plus facile. C'est l'une des raisons pour lesquelles je pense que la phénoménologie, en mettant l'accent sur l'expérience à la première personne de la maladie, serait bénéfique pour la relation entre patients et professionnels de santé.

Avec le temps, les choses sont devenues plus faciles sur ce point. Je suis devenue un visage familier au service Respiration ; les physiologistes et les infirmières s'arrêtent et me saluent, et me demandent si j'ai besoin de quelque chose. À l'hôpital, je suis devenue intimement familière avec les tests sanguins, le jargon médical et le service des rayons X. J'ai appris à faire mes propres investigations, à trouver ce dont j'avais besoin, et à le demander. J'ai découvert l'existence d'un traitement expérimental dont j'ai décidé de faire l'essai. Ma consultante m'a encouragée, malgré l'incertitude totale du succès du traitement. J'ai demandé une recommandation pour être évaluée pour une greffe. J'ai été dûment recommandée et ai obtenu toutes les informations dont j'avais besoin. Mon infirmière respiratoire, Ros Badman, était toujours disponible et amicale, et m'a plus d'une fois évité des jours d'inquiétude et d'incertitude. Mes consultants ont eu l'air de faire ce qu'ils pouvaient pour prendre soin de moi, et les choses sont devenues moins impersonnelles.

Mais je me souviens encore des deux rendez-vous que j'ai eus, le lendemain de mon diagnostic. Ma famille, un triste convoi de cinq personnes, a navigué de bâtiment en bâtiment, d'ascenseur en ascenseur, de bureau en bureau. Nous avons serré la main d'hommes grisonnants assis derrière des bureaux en désordre. Ils ont tous les deux dit la même chose : il n'y a aucun traitement pour la LAM, seulement du suivi.

« Et donc ? », ai-je sottement demandé.

Le plus vieux des deux a haussé les épaules.

« Il va falloir faire une greffe des poumons », m'a-t-il dit.

Je me suis sentie idiote d'avoir posé une question aussi bête. Je n'ai pas eu besoin de demander ce qu'il se passerait sinon.

J'observais mes parents, tous deux sont médecins. Soudainement, ils s'étaient assis de l'autre côté du bureau. C'étaient eux qui cherchaient des réponses, priaient à la porte du médecin, disaient « Mais sûrement… » et « il doit bien y avoir *quelque chose* ». À les voir troquer les visages confiants de l'autorité contre ceux de parents vaincus par l'émotion en voyant s'aggraver la maladie de leur enfant, je me suis rendu compte qu'il y avait une rupture silencieuse, une ligne invisible mais clairement séparatrice, entre « eux » et « nous ». Je me souviens de l'humilité avec laquelle les patients frappaient à notre propre porte, demandant à voir *le docteur*. Nous étions soudainement devenus une de ces familles.

Il est possible que les docteurs et infirmières aient besoin de cette démarcation pour conserver leur santé mentale dans le monde éprouvant de la maladie, de la douleur et de la mort. Peut-être qu'aucun d'entre eux ne peut faire preuve d'empathie face à la douleur de manière quotidienne. Peut-être le monde médical tel que nous le connaissons ne supporterait-il pas un tel changement. J'ai commencé à me poser des questions sur cette ligne de séparation et sa fonction. J'ai interrogé mes amis médecins. J'ai commencé à m'adresser à des publics médicaux. Il ne semblait pas y avoir de démarcation bien définie pour ceux avec qui je parlais ; c'était un aspect du travail médical qui était complètement laissé à l'appréciation de l'individu. La manière dont les professionnels de santé géraient le déclin de leurs patients et leur mort n'était pas abordée lors de la formation médicale, m'ont-ils dit. Le travail émotionnel inhérent au fait de voir des gens au plus mal et au plus intime n'était pas pris en compte.

Il semblait cependant y avoir un consensus : il faut parler à autrui d'une manière sèche, vide d'émotion, les patients imitant rapidement la manière de parler aseptisée des docteurs à propos de leur maladie, à propos de leur corps. Une nouvelle chute de la fonction pulmonaire est une « progression de la maladie ». La douleur est « un symptôme ». La peur ne peut pas être discutée. Je me demande pourquoi on considère que c'est la bonne manière de parler de la maladie. Je me demande aussi si l'on aurait dû me proposer de l'aide : des conseillers à contacter, les coordonnées de la *British Lung Foundation*. Je me demande comment auraient été les premiers mois de la maladie si quelqu'un m'avait demandé : comment vivez-vous tout ça ? Qu'avez-vous perdu avec votre maladie ? Est-il possible de vous aider à compenser d'une quelconque manière ?

Ma révolte contre l'attitude envers la maladie n'est pas une révolte sentimentale. Je ne suggère pas que le temps précieux des professionnels de la santé doit être gaspillé en bavardages réconfortants. Mais je me demande souvent si la rencontre doit être si impersonnelle, si protégée. Pourrait-on inclure un soin authentique dans l'échange ? Je me suis souvent demandé pourquoi aucun de ces professionnels de santé ne m'a dit qu'il était désolé d'apprendre que j'étais malade. Une convention sociale si banale : « je suis désolé d'apprendre que vous êtes malade ». Pourquoi donc cette convention cesse-t-elle de s'appliquer dès que l'on rentre dans un service hospitalier ou dans une clinique de soin ? Je me demande, par exemple, si une physiologiste attitrée aurait pu me faire passer mes examens de respiration, plutôt qu'une nouvelle personne chaque fois. Ce système ne serait-il vraiment pas plus efficace si la physiologiste connaissait mon nom et les détails de mon dossier, si l'on instaurait une routine ensemble ? Et si je me sentais à l'aise avec elle, cela économiserait sûrement du temps plutôt que d'en gaspiller.

Dans mes nombreux rendez-vous médicaux, scanographies et consultations de spécialistes, j'ai vu du personnel médical parfois sympathique, parfois désagréable. J'ai été prise de haut, comme si j'étais sourde ou retardée mentale. J'ai parlé à des docteurs qui ne souhaitaient ni connaître mon opinion ni accepter l'information imprimée que je leur apportais (pourtant si utile dans le cas d'une maladie rare comme la LAM). Et lorsque j'ai commencé à faire des conférences sur la maladie, ma position n'était jamais vraiment claire aux yeux des participants. Est-elle une patiente ou une universitaire? Cela devait, d'une façon ou d'une autre, y changer quelque chose.

Ces expériences m'ont conduite à croire que, même avec la meilleure volonté du monde, il manquait quelque chose dans la formation médicale ou dans la mise en pratique de cette formation. Quelques heures pourraient certainement être passées à examiner la profession, les concepts qui la sous-tendent et les manières avec lesquelles la maladie influe sur la vie des patients. Il est tellement important de passer quelques heures à discuter non pas de médecine, mais de philosophie de la médecine. Non pas « que faire » ou « comment », mais « que pensez-vous » de la santé et de la maladie? Les concepts sont-ils suffisamment bien définis? Le naturalisme est-il une approche satisfaisante? À quoi ressemble l'expérience de la maladie? Quels sont les aspects importants de l'interaction patient-médecin? Pourquoi les patients se plaignent-ils encore de se sentir aliénés, objectivés?

Quelques heures passées sur une telle réflexion pourraient changer certaines des conventions guidant les praticiens médicaux d'aujourd'hui. Une nouvelle discipline, les « humanités médicales », et la philosophie de la médecine s'attaquent à ces questions et à ces enjeux. Les humanités médicales examinent l'histoire et les aspects culturels de la maladie, la manière dont la médecine est vécue et décrite hors du monde médical, par exemple en littérature et en poésie. La philosophie de la médecine scrute les concepts et les idées aux fondements de la pratique médicale. Beaucoup d'écoles de médecine, à travers le monde, proposent des cours d'humanités médicales en tant qu'option pour leurs étudiants, mais cela prend du temps pour que de nouvelles idées fassent leur chemin jusqu'en salle de consultation.

L'idée principale de la phénoménologie est pertinente ici. Si les professionnels de santé passaient plus de temps à comprendre l'expérience de la maladie, une bonne partie de l'incompréhension, de la mauvaise communication et du sens d'aliénation que les patients signalent serait atténuée. Une médecine inspirée de la phénoménologie deviendrait une science véritablement humaine, où chacun des protagonistes apporterait son éclairage à l'autre. Une manière de développer cette compréhension est de permettre aux praticiens médicaux d'avoir une expérience directe du monde du patient.

Une tentative récente d'apporter aux praticiens médicaux une telle expérience utilise des simulateurs de réalité virtuelle pour reproduire l'expérience de l'angine. En attachant une ceinture épaisse autour de la poitrine et en créant une pression à cet endroit, la douleur et la constriction caractérisant cette maladie sont simulées. D'autres simulateurs de réalité virtuelle permettent de faire l'expérience de nombreux types de déficiences visuelles. D'autres machines encore simulent l'expérience perceptuelle ou motrice d'une personne atteinte d'une attaque, de démence ou de schizophrénie.

Une autre approche phénoménologique utilise l'approche holistique de Merleau-Ponty sur la personnalité, dans la formation des infirmières, afin de ne plus se concentrer exclusivement sur la pathologie et l'atténuation des symptômes et bénéficier ainsi d'une vision plus globale de l'expérience de la maladie. Un tel travail montre la grande diversité des expériences de la maladie, ce qui confirme le besoin d'une approche phénoménologique dans la compréhension de l'expérience de la maladie (voir chapitre III). D'autres études montrent qu'une méthode de recherche phénoménologique est capable d'extraire et d'utiliser l'expérience à la première personne du malade. Ce sont là autant de raisons pour que les praticiens médicaux se tournent vers la phénoménologie afin d'aborder la maladie de manière différente.

Jusqu'à présent, j'ai parlé des points de vue à la première et troisième personnes. J'ai juxtaposé l'expérience vécue de la maladie à la première personne avec l'observation à la troisième personne du corps du malade. Je vais maintenant suggérer une autre perspective, celle de la deuxième personne. Peut-être la relation Je-Tu – une personne faisant face à l'autre – immédiate, exigeante éthiquement, nécessitant la conscience de l'humanité de l'autre, manque-t-elle aussi dans la rencontre médicale. Le philosophe juif du XXᵉ siècle Martin Buber (1878-1965) voyait cette relation comme la connexion fondamentale entre deux personnes.

Du point de vue de Buber, l'existence humaine est de nature dialogique et consiste en une série de rencontres. Cette rencontre peut être soit de type Je-Tu (une personne rencontrant vraiment une autre) ou Je-Cela (une personne rencontrant un monde objectivé). La communication et le dialogue sont deux concepts fondamentaux décrivant la nature interpersonnelle de l'existence humaine. La rencontre Je-Tu fait ressortir l'universalité, la mutualité et l'authenticité de l'échange humain. C'est une manière primaire de rencontrer autrui ainsi que la reconnaissance de l'immédiateté et de la puissance de cette rencontre. Cette rencontre peut, bien sûr, être affinée, structurée et filtrée à travers des cadres conceptuels et culturels (la transformant en rencontre Je-Cela), mais elle reste une forme possible d'un authentique dialogue.

Je souhaiterais proposer que certains éléments de la rencontre Je-Tu soient incorporés dans l'interaction patient-professionnel de la santé. La rencontre Je-Tu, immédiate et non objectivante, est une rencontre dans laquelle « se rencontrent les lignes pourtant parallèles de toutes les relations », comme dit Buber dans *Je et Tu*[1]. Il s'agit d'une relation possible qui ne nécessiterait pas de révolution au sein du service public de santé. Elle ne nécessiterait pas non plus une longue formation. Cela demanderait de faire ce que certains professionnels de la santé font naturellement, et de le formaliser en un principe fondamental guidant l'échange entre patients et professionnels de la santé. Parler aux patients d'égal à égal, leur montrer de l'empathie humaine fondamentale et de la compassion, et comprendre que, sans la grâce de Dieu, cela aurait pu être vous, sont des exemples de composantes d'une telle relation.

Une approche phénoménologique a des bénéfices tangibles. Elle peut améliorer la relation entre patients et professionnels de la santé en étant un antidote à l'objectivation et à l'aliénation dont se plaignent de nombreux patients. Depuis mon diagnostic, j'ai eu des contacts quotidiens avec d'autres patients au Royaume-Uni et à travers le monde. La plainte, quasiment universelle dans ce contexte, est : pourquoi ne suis-je pas traitée comme une personne ? Cette plainte vise une certaine culture au sein du monde médical qui conçoit la pathologie comme un dysfonctionnement purement biologique. Si la pathologie est considérée comme une défaillance d'une partie du corps, elle (ainsi que la personne malade) sera traitée très différemment que si elle est considérée comme un événement bouleversant, modifiant le monde quotidien du malade. Une approche phénoménologique présenterait le point de vue à la première personne sur la maladie, et permettrait ainsi aux professionnels de la santé de comprendre la transformation du monde du malade causée par la maladie.

Une approche phénoménologique clarifierait pour le professionnel de la santé l'impact de la maladie sur la vie du malade, et combattrait l'asymétrie de leur rencontre. Étudier cet aspect de la relation patient-professionnel de la santé serait bénéfique sur d'autres points, comme la confiance et la coopération du patient. Il est possible, si le patient sent qu'il est pris pour un individu par le clinicien, que sa confiance et son écoute soient accrues. Cette approche pourrait aussi améliorer les techniques d'entretien et les manières d'écouter qui pourraient, à leur tour, diminuer le risque d'erreur de diagnostic. Et, enfin, l'expérience du patient et la manière dont les malades vivent leur séjour à l'hôpital ou au centre médical pourraient être radicalement changées s'ils avaient l'impression que leurs épreuves et les nouvelles limites imposées à leur monde étaient comprises et reconnues.

---

1. M. Buber, *Je et Tu*, trad. fr. G. Blanquis, Paris, Aubier, 1993, p. 58.

Apprendre à être impolie

Mon mari et moi-même sommes invités pour un dîner chez nos amis. Ils forment un couple vif, ce sont deux véritables cordons-bleus et j'ai hâte d'aller à ce repas. Un second couple arrive peu de temps après nous, des gens que nous n'avons jamais rencontrés. Nous discutons un moment et puis nous passons à table. Notre hôtesse bien intentionnée raconte à l'autre couple que nous venons de nous marier.

« Ah, formidable ! », dit l'homme.

« Allez-vous avoir des enfants ? »

Mon cœur se serre. La question atteint le fond de mon âme et l'étouffe, de tout son poids. Le vide se fait dans ma tête.

« Non », dis-je, sur un ton suffisamment sévère pour parer à toute autre question. Mais il insiste.

« Pourquoi pas ? », demande-t-il.

Je commence à paniquer, mais je ne suis pas sûre de la grossièreté dont je peux me permettre avec cet homme, un ami de nos amis. J'ai envie de lui crier : « parce que je suis en train de mourir d'un cancer du poumon, espèce d'imbécile ». Je réalise à quel point il est devenu inapproprié de poser cette question pour notre génération. C'est particulièrement vrai pour les couples au milieu de la trentaine qui soit ont des problèmes pour concevoir, soit ont décidé de ne pas avoir d'enfants, souvent au bout d'un processus douloureux. Je réalise à quel point il est personnel – à quel point il est sacrément personnel – de poser cette question. J'ai envie de le frapper. J'ai envie de disparaître de la table. Une tornade traverse mon esprit.

Je dis, « Parce que nous ne pouvons pas ».

J'espère que ce manque d'enthousiasme pour le sujet va stopper la conversation ou au moins la rendre suffisamment gênante pour que quelqu'un change de sujet. Mais l'homme est implacable. Il insiste : « S'agit-il de quelque chose de physique ? »

À partir de là, il est devenu évident qu'il était dans un état d'esprit inhabituel, quelque part entre le sadisme et la sociopathie. Je ne pense pas devoir, ou bien même pouvoir répondre à cette question – une de trop, mais en aucun cas la dernière. Mon mari, tout aussi gêné, murmure quelque chose sur l'adoption. L'homme s'empare du sujet et une conversation sur l'adoption s'ensuit. Je m'enfonce un peu plus dans mon siège.

Je suis assise dans un coin et je dois me faufiler entre deux personnes pour sortir. Cela sape mon intention de sortir discrètement de table. Après environ dix minutes, l'homme dit autre chose, une chose horrible qui me donne envie de pleurer. Il parle de son voisin qui a ses propres enfants, mais qui accueille aussi des enfants placés.

« Je m'inquiète », nous confie-t-il, « du fait qu'ils puissent être une mauvaise influence pour mes enfants ».

Ça y est. Je m'effondre. Le vide s'installe dans ma tête et mon existence se réduit à une boule amère de rancœur. Je pense à lui, ses trois enfants, son inconscience de tout, et je dis bien TOUT, ce qu'il y a hors de son monde : son incapacité – un trait caractéristique de nombreuses personnes en bonne santé – à concevoir la vie d'autrui. Je pense à quel point je voulais, et veux toujours, des enfants, et à quel point je m'autorise peu à y penser. Je pense à cette vie charmante, incroyable et belle que nous aurions pu avoir. Je pense à une fête d'anniversaire pour un enfant de quatre ans que j'ai vu il y a quelques jours dans le parc. Les enfants étaient assis en cercle, leurs petits visages excités rayonnaient, chantant « Joyeux Anniversaire » à Max. Je pense à mon ignorance totale du monde de la parentalité, à mes amis qui ont des enfants, et qui, même s'ils se plaignent, paraissent toujours vachement contents. Je pense à ces décennies de joie et d'engagement dans le monde merveilleux de l'enfance entièrement arrachées de mes mains, injustement, brutalement, sans compensations ni explications, et pas grand-chose pour les remplacer.

Je n'écoute plus la discussion. J'ai des idées noires, horribles, et je m'efforce, en y arrivant à peine, à ne pas pleurer. Mes oreilles bourdonnent, cela fait mal, mais cela bloque aussi les bruits et les voix de l'extérieur. Mais l'homme – oui, ce même Homme Horrible – s'arrête soudainement de parler et dit à mon mari, « Je ne pense pas que votre conjointe soit très heureuse de cette conversation ». Tous les regards se tournent vers moi. Je sais que j'ai perdu la bataille contre mes propres larmes. Mon mari se tourne vers moi, et c'est sa tendresse, son désir d'apaiser les choses, qui l'emporte.

Je pleure. J'ai eu ma dose. Je quitte la table et je vais dans une autre pièce m'asseoir au calme dans le noir. Je sanglote, mais mes sanglots ne sont pas sincères. Il s'agit plutôt d'une apparence, d'un marqueur superficiel de ma tristesse. Je sais que je ne peux pas vraiment pleurer pour tout ce qu'il m'est arrivé. La tragédie qui se déroule à mes dépens ne peut pas être pleurée. Comme chaque fois que j'ai pleuré depuis que je suis tombée malade, j'ai senti que ces sanglots n'étaient même pas la partie émergée de l'iceberg. Je sais aussi que la seule manière de vivre avec cet iceberg est de le laisser tranquille – de continuer ma vie et mes projets qui sont toujours réalisables et de camoufler l'existence de cet iceberg.

Aussi, je me sens idiote. Je sais que je dois soit retourner à table, soit rentrer à la maison. Je ne peux pas rester assise là pour toujours. Mon mari vient et me demande de revenir. « S'il te plaît », me dit-il, « viens manger ton repas. Ça va aller. »

Mais je ne peux pas. Je me sens toujours dépassée par la sensation d'être humiliée, bafouée, percée à vif par les questions de l'Homme Horrible. Je me sens aussi dépassée par ma fragilité, par ma vulnérabilité. Pourquoi ne lui ai-je rien dit d'agressif et de désagréable pour lui faire comprendre que je ne tolérerais pas ses questions ? Pourquoi n'avais-je pas un trait d'esprit, drôle et incisif, sous la manche ? Pourquoi suis-je celle qui est assise dans le noir et qui se sent terriblement mal, pendant que l'Homme Horrible bavarde à table ?

Je reste assise dans le noir. Finalement, je monte les escaliers et passe un coup d'eau sur mon visage. Je fixe ma triste mine dans le miroir ; observe mes yeux rouges, gonflés ; et une petite tache sur ma chemise. Je tire la chasse, éteins la lumière et descends les escaliers. Mon hôte vient à ma rencontre dans le couloir. Elle est en larmes, s'excuse, m'informe que l'Homme Horrible a des problèmes mentaux ; qu'il souffre de dépression. Elle ne savait pas qu'il était malade. Je commence à voir le côté comique de la chose. Quelle merveilleuse scène cela ferait dans un film de Buñuel. La femme sans enfants et en phase terminale rencontre l'Homme Horrible détraqué à un dîner. Je ne peux pas m'empêcher de rire.

J'ai revécu depuis cet échange à table, et en ai discuté avec mes amis et ma famille jusqu'à ce que cela cesse d'être intéressant. Je ne sais pas si l'Homme Horrible et sa femme ont réfléchi à ce qu'il s'était passé cette nuit-là. Mais quelque chose d'autre a émergé de cela : le besoin d'être sur mes gardes, de parer à l'attaque – cruauté délibérée ou manque de délicatesse involontaire – qui viendra inévitablement : une attaque contre moi en tant que personne dont la trajectoire de vie est différente ; en tant que personne qui a l'air différente, en tant qu'individu stigmatisé dont la maladie est crainte et niée par ceux qui m'entourent.

Je ne peux pas être responsable des émotions et des peurs que mon oxygène provoque chez autrui. Je ne peux pas les aider à affronter leurs peurs mises en lumière (bien que temporairement) par ma maladie. Et les gens possèdent une variété alarmante de réactions. Ce que j'ai appris de cette rencontre, c'est que ce n'est qu'une question de temps avant qu'une autre personne – un ivrogne dans la rue ou un adolescent grossier – ne dise quelque chose qui me donnera les larmes aux yeux, quelque chose qui fera apparaître la vraie horreur de ma maladie à la lumière du jour, mettant à bas mes défenses soigneusement construites, mais fragiles.

Il y a quelques mois, j'ai rencontré un autre Homme Horrible. C'était le compagnon d'une connaissance de mon mari. Nous étions dans le jardin d'un *pub*, à prendre l'apéritif. Lorsque je suis assise, j'ai l'air bien. Je n'ai pas besoin d'utiliser d'oxygène et je ne suis pas particulièrement essoufflée. Il n'a donc rien remarqué d'inhabituel, et nous n'avons pas été formellement présentés. Nous nous sommes levés pour aller dîner dans un restaurant à proximité. Nous sommes sortis, et tout en me tenant à l'extérieur du *pub*, j'ai mis ma canule d'oxygène. J'essaye de ne pas faire ça à l'intérieur où des gens pourraient me remarquer. Mais dehors, dans le noir, je me préparais à commencer à marcher, et j'ai ouvert ma bouteille à oxygène.

L'homme s'est tourné vers moi, en se tenant à quelques mètres, et a pointé un doigt accusateur vers mon visage en s'écriant, « Pouah, regarde. Elle porte des lunettes nasales ! »

Je n'ai rien dit, sous l'effet du choc et par naïveté. Sa femme s'est brusquement tournée vers lui, et j'ai pu l'entendre chuchoter. Le mot « cancer » est le seul que j'ai pu distinguer. L'homme a paru se dégonfler. Je ne lui ai pas parlé ; il ne s'est pas excusé. Je n'ai pas parlé à son épouse ; elle ne s'est pas excusée non plus. Personne d'autre n'a entendu, ou n'a paru avoir entendu, ce qu'il avait dit. Nous avons dégusté un repas oriental : sushis et croquettes de poisson. Je me suis bien amusée, et j'ai été soulagée lorsque l'Homme Horrible a dit qu'il était fatigué et qu'il est parti avant que nous soyons attablés. Était-ce le remords qui l'avait chassé ? Probablement pas. Dans tous les cas, je suis sûre que dans quelques années, ces deux hommes ne porteront aucune trace de ces événements qui ont été gravés dans mon esprit, et qui m'ont rendue paranoïaque, bourrue, et sur la défensive lors de conversations avec des personnes que je ne connais pas bien.

À la suite de ces rencontres, j'ai appris à être impolie. J'ai appris à répondre sèchement aux personnes qui me demandent, par vulgaire curiosité, quelle est cette chose que je porte. J'ai appris que je n'avais aucune obligation à m'engager dans des conversations sur ma maladie ou sur mon oxygène. Parfois, lorsque quelqu'un me questionne, je laisse simplement échapper un « Hmm » ambigu. Mon mari a appris la même leçon et a plusieurs fois poursuivi des personnes dans la rue, en les forçant à s'excuser pour des remarques irréfléchies et déplacées. Nous sommes devenus sages, cyniques et alertes. Nous avons appris à être impolis.

L'architecture sociale de la maladie

Les deux courtes scènes ci-dessus font guise d'introduction à la compréhension de la transformation du monde social de la personne malade. Elles décrivent des rencontres avec des inconnus, des rencontres qui se déroulent toujours, pour moi, dans l'ombre du masque à oxygène, dans l'ombre de la maladie. Mais les changements dans les relations du malade s'étendent aussi aux amis, à la famille et aux conjoints. Dans ce qui suit, j'aimerais réfléchir à certaines de ces relations à la lumière de la maladie.

Le changement dans la perception de soi, discuté dans le chapitre I, est reflété par celui de la perception sociale. Comment la personne malade est-elle perçue par les gens lors de différentes rencontres ? Comment les malades sont-ils perçus par les inconnus, les collègues, les connaissances ? Plus important encore est le rôle de l'amitié et la tension créée par la maladie. Les expériences de trahison et de déception, la menace que la maladie fait peser sur l'intimité, et la peur du corps malade ont toutes un impact sur les relations.

La transformation est au plus visible et au plus néfaste dans les manières qu'elle a d'entraver les activités et les interactions sociales du malade. Elle apparaît dans la difficulté qu'a le malade à participer et à échanger (par exemple, s'il se fatigue facilement ou s'il est incapable de cuisiner), dans le malaise autour des sujets de la maladie ou du handicap, qui sortent du cadre des activités des gens sains et de leurs intérêts, et dans les facteurs personnels comme la colère et la dépression. Ceux-ci suffisent à causer des dommages sévères au monde social de la personne. Mais il y en a d'autres : l'incapacité à demander ou à donner de l'aide, le fait de ne pas trouver les mots et, la plus dure de toutes, la perte d'amis qui restent à l'écart, car ils ne savent que dire.

La maladie visible ou le handicap deviennent souvent l'éléphant dans le magasin de porcelaine. Ils apparaissent comme quelque chose qui n'est pas censé être commenté ou mentionné. Mais en même temps, la maladie va à l'encontre de l'interaction normale et rend le fait de *ne pas* en parler difficile, parfois impossible. Les personnes ont souvent l'impression qu'elles doivent dire quelque chose, mais elles ne savent ni vraiment quoi, ni comment, ni quand. Elles pensent qu'elles doivent censurer ce qu'elles disent et ce qu'elles pensent, de sorte à ne pas offenser le malade. Ce malaise et cette incapacité à transcender la barrière sociale créée par la maladie créent une situation inconfortable pour tout le monde.

Lorsque j'étais étudiante en master, j'ai donné des cours à une jeune étudiante qui était malvoyante. J'étais immensément frappée non seulement par la difficulté de sa vie quotidienne, mais aussi par l'isolement social qu'elle ressentait du fait de sa cécité. Lorsque j'allais faire des courses avec elle, les vendeurs s'adressaient à moi, comme si elle était sourde. Lorsque nous allions au cinéma, les gens nous fixaient, des regards qu'elle ne pouvait pas voir, mais qu'elle pouvait assurément sentir. Lorsque nous nous rendions au centre de soin, le secrétaire commençait chaque phrase, à mon intention, par « Pouvez-vous dire à votre collègue... ». Lorsque je l'emmenais aux réunions d'associations étudiantes, personne ne lui parlait. Sa cécité n'était pas seulement une affliction physique, mais aussi une importante barrière sociale.

Les signes extérieurs de maladie peuvent créer des sentiments de dégoût, de pitié, d'inquiétude ou de curiosité, qui ne peuvent pas être inclus dans un échange routinier. Il est difficile de trouver le bon moment ou les bons mots pour exprimer ces sentiments. De nombreuses personnes ont tenté de m'encourager et de me soutenir, de m'exprimer de la compassion et de l'attention. Ce qui était marquant avec ces tentatives, c'était à quel point elles paraissaient difficiles pour les personnes en bonne santé bien intentionnées. Je peux supposer, à partir des commentaires faits par certaines de ces personnes, que bien des choses sont passées sous silence. Au cours de yoga, je remarquais souvent des personnes qui m'observaient, et j'imagine qu'elles auraient aimé dire quelque chose d'élogieux, comme certaines le font, sur le fait de suivre des cours de yoga de niveau avancé avec de l'oxygène. Lors des quelques occasions où les gens m'ont adressé la parole, ils ont dit des choses comme, « J'admire votre courage » ; « J'ai lu quelque chose que vous avez écrit dans un article » ; « J'ai déjà été très malade ».

Ils commentent souvent leurs remarques en disant, « Je sais que c'est un cliché », « Vous devez l'avoir entendu des millions de fois », « Je sais que c'est idiot, mais... ». Je suis triste que les personnes ressentent le besoin de mettre une réserve à des commentaires aussi intrinsèquement aimables. Cette reconnaissance du malade est extrêmement importante pour lui, pour son acceptation de soi, pour sa confiance. Je souhaite toujours que les gens me disent directement ces choses, car ils reconnaissent la myriade d'expériences terribles – à la fois physiques et sociales – qu'un malade traverse.

Il y a d'autres problèmes qu'affronte une personne malade ou handicapée dans ses interactions sociales. Ce sont des problèmes pratiques, comme être incapable de participer à des activités sociales telles que marcher, danser ou boire. Les activités quotidiennes doivent être modifiées et parfois abandonnées si la maladie ne permet pas au malade d'y prendre part. Le malade peut ressentir qu'il ralentit les autres ou qu'il entrave le cours naturel des événements à cause de ses besoins et de ses limitations particuliers, simplement par sa présence. Cela, ensuite, le pousse à abandonner certaines activités et un cercle vicieux s'installe.

Il y a aussi de nouveaux problèmes sociaux qui surviennent avec la maladie. Par exemple, le malade peut être timide à l'idée de rencontrer de nouvelles personnes à cause de la gêne engendrée par la maladie. Il peut aussi ressentir le besoin d'expliquer sa maladie et de rentrer dans des détails personnels. Il peut se sentir nerveux à l'idée de sortir de chez lui et d'aller en territoire inconnu, où le nombre de marches, l'accès pour fauteuil roulant, ou l'emplacement des toilettes les plus proches lui sont inconnus. Il n'aura possiblement pas l'énergie de participer à certaines activités, ou peur que cela lui demande trop d'efforts.

L'architecture sociale de la maladie reflète la géographie de la maladie discutée lors du chapitre I. De même que les distances augmentent, les pentes deviennent impossibles à monter et les tâches simples deviennent titanesques; la liberté de naviguer dans le monde social et d'improviser, d'agir et interagir, est compromise. Un nouveau monde est créé, un monde sans spontanéité, un monde de limitations et de peurs : un monde lent et encombré auquel le malade doit s'adapter. Tout le monde craint l'arrivée de ce problème avec l'âge. Dans la maladie, ce nouveau monde bizarre, et aliéné, émerge parfois en une nuit. Il s'agit d'un monde de négociation, d'impuissance, et d'évitement. Il s'agit d'une rencontre entre un corps limité par la maladie et un environnement inconscient de tels corps.

La manière dont l'environnement est aménagé, l'environnement social inclus, fait qu'il devient difficile à négocier lorsqu'on est malade. Les malades et les handicapés inventent une myriade d'astuces, de stratégies ou de mécanismes d'adaptation pour contourner les contraintes infligées sur eux par l'environnement et par les normes invisibles qui nous gouvernent tous, que l'on soit malade ou en bonne santé. Mais la pression est toujours là. Je ne pourrai jamais monter à bord d'un train, marcher dans la rue, ou sourire à un inconnu d'une manière qui ne soit pas entravée par ma maladie.

L'idée phénoménologique de la transparence de la santé peut ici nous éclairer. Selon Sartre, le corps en bonne santé est transparent : il fait simplement ce qu'on veut de lui et ne demande ni considération ni réflexion particulières. Dans la maladie, cette transparence est perdue. De même, la manière transparente et naturelle avec laquelle nous nous engageons dans des interactions sociales devient soudainement encombrante, alourdie par des doutes tacites et par le malaise, et l'effort nécessaire pour arriver à une véritable communication devient plus important. L'impact social de la maladie, c'est la perte de cette transparence ainsi que celle de l'immédiateté des interactions sociales.

Cette transparence du corps, de l'aisance sociale, peut être caractérisée plus généralement comme une transparence du bien-être. Le bien-être est le contexte invisible qui nous permet d'explorer des possibilités et de nous engager dans des projets. C'est la condition nécessaire nous permettant de poursuivre des objectifs et des buts, d'agir selon nos désirs, de devenir ce que nous voulons être. Mais les possibilités spatiales et temporelles qui caractérisent la santé sont modifiées dans la maladie, comme nous l'avons vu dans le chapitre I. Ce sur quoi j'aimerais insister ici, ce n'est pas seulement sur la réduction des possibilités spatiales, mais aussi sur l'arrivée abrupte de limites sur un monde auparavant plus large, plus libre, plus ouvert. Ces limites ne restreignent pas seulement le mouvement physique, mais infléchissent aussi les possibilités existentielles. La possibilité physique n'est pas la seule à souffrir dans les mains de la maladie. Ce sont les manières d'être et les manières d'être-avec qui souffrent.

L'éléphant dans l'amitié

Je me souviens bien de la période autour du diagnostic. Les amis me téléphonaient, inquiets et confus. Ils me posaient des questions sur mon diagnostic, mon pronostic, le sens de ce long mot : lymphangioléiomyomatose. Je ne pouvais pas leur répondre grand-chose. Je ne voulais rien connaître sur ma maladie, et je ne voulais pas répéter les informations sinistres et éparses que j'avais. J'étais assise chez moi, incapable de parler ou de bouger, la main constamment tenue par mes parents et ma sœur. Ma sœur et moi sommes allées au vidéo store. Nous avons loué des films légers : *Match Point* de Woody Allen était l'un d'eux. Un sentiment d'attente, d'anticipation, planait dans les airs. Chaque fois qu'un film se terminait, le silence retombait, nous ne savions pas quoi faire. La sonnerie du téléphone me faisait chaque fois grincer des dents. Non, je ne voulais parler à personne. Je n'avais rien à leur dire. Et, tristement, certains amis avaient peu de choses à me dire aussi.

Ce silence a marqué le commencement d'une nouvelle ère dans nombre de mes amitiés. De nombreuses personnes avaient des difficultés à communiquer avec moi. Certains me disaient qu'ils « ne pouvaient pas le gérer ». Certains parlaient à d'autres plutôt qu'à moi, trouvant du réconfort dans la solidarité qu'ils ressentaient. Certains ne m'ont plus jamais contactée. Seule une poignée d'amis était capable d'encaisser le choc. Mon ami Eran est venu dîner le lendemain de mon diagnostic. Il a fait la cuisine, nous avons ri, mangé un repas copieux comprenant tout ce qui se trouvait dans le réfrigérateur : œufs, salade, légumes. Une anormale normalité caractérisait ce repas informel – le premier souper d'une nouvelle ère. Une autre vieille amie, Sharon, a laissé son jeune fils pour venir passer la nuit chez moi. Elle est restée pendant deux jours, mais nous n'avons pas parlé de mon diagnostic. Ils ont réagi instinctivement à mon diagnostic : ils sont venus s'asseoir avec moi, malgré le malaise et les larmes, pour partager le fardeau de la mauvaise nouvelle.

Avec de nombreux amis, le silence est resté le *statu quo*. Avec nombre d'entre eux, le fait de ma maladie n'est jamais mentionné, et j'ai fini par le vivre comme quelque chose de très secret, de manifestement inapproprié pour la conversation. Mon sale petit secret. Je me demande souvent comment mes amis le perçoivent. Je n'en sais rien, car nous n'en parlons presque jamais. Je présume que certains n'y pensent pas souvent. Peut-être que d'autres ne veulent pas se mêler d'affaires compliquées. Peut-être que ceux qui ne m'ont pas vue depuis longtemps ne peuvent pas imaginer ce qu'il est advenu de mon corps, de ma vie.

Je me souviens nettement de deux incidents par email. Le premier est venu d'un vieil ami avec qui j'avais fait mes études. Il a su que j'étais revenue en Australie, là où j'avais vécu quelques années, et il m'a contactée.

« Comment vas-tu ? », m'a-t-il écrit. « Envoie-moi de tes nouvelles. Il faut que l'on se voie bientôt. »

Je lui ai répondu en lui parlant de mon diagnostic, de la LAM. Il n'a jamais répondu à cet email.

Un autre ami, dans un contexte similaire, a eu vent de mon retour au Royaume-Uni. Lui aussi m'a écrit pour reprendre contact. Lui, par contre, a répondu à mon email en disant : « Mon Dieu, c'est terrible. On en reparle bientôt ». Lui aussi est resté silencieux.

Je n'ai d'autre choix que de deviner ce que mes amis et connaissances pensent, du fait de la distance, créée par le temps, les occupations, la géographie. Mais je peux compter sur les doigts d'une main le nombre de conversations intimes que j'ai eues sur ma maladie avec des amis.

La plupart d'entre eux n'ont pas et ne vont pas, par convenance, par peur ou manque de mots, me poser des questions à ce sujet. Le *statu quo* semble être le suivant : ne parle pas de ta maladie, et nous ne parlerons pas de notre bonne santé, de nos enfants en pleine forme, de nos vies agréablement prévisibles. Nous ne parlerons pas de comment tout va sur des roulettes pour nous, si l'on excepte le travail difficile, le bébé prématuré ou le divorce.

Cette amertume en moi n'a nulle part où aller. Elle n'a pas d'endroit, pas de nom. Elle est *verboten*. Les limites strictes sur ce que je peux ou ne peux pas dire même à mes amis les plus proches m'orientent vers une position plus socialement acceptable : être courageuse. Si brave. Si résignée. Si souriante malgré ce lourd fardeau. D'abord, je suis placée dans un contexte social qui m'interdit de parler de ma maladie. Ensuite, lorsque j'aborde d'autres sujets, je découvre une récompense sociale : je suis vue comme courageuse, gracieuse, « belle joueuse ». Ne le prend-elle pas merveilleusement bien ? Ne le vit-elle pas formidablement ? C'est ainsi que l'on est considérée lorsqu'on agit conformément aux demandes et attentes de la société : lorsque votre « rôle de malade » (comme le nomme Talcott Parsons [1]) est validé par ceux qui vous entourent.

Je paraphrase Erving Goffman [2] lorsque je dis qu'être un bon malade, un bon patient, c'est être conforme aux attentes de ceux qui sont en bonne santé : ne pas être offensé ou pollué par votre maladie. Lorsque vous commencez à recevoir des éloges sur votre comportement, alors vous comprenez que vous avez atteint le statut de conformiste. Un conformiste malade se conformant aux demandes de la majorité en bonne santé, qui ne peut pas, ne va pas, et ne veut pas voir le destin qui nous attend tous.

Et donc, ma maladie est l'éléphant dans la rue, dans le café, dans le bureau. L'éléphant dans l'amitié. Et peut-être cela aurait-il été mieux que ma maladie ne se présente pas comme un tabou, comme quelque chose qui provoque pitié et terreur – les composantes émotionnelles de la tragédie selon Aristote. Parfois, je pense que ce qui est tragique dans le fait d'être malade, c'est ce silence.

Cette perte d'immédiateté et de spontanéité affecte de la même manière relations anciennes et relations nouvelles. Les nouvelles relations sont parfois plus difficiles à créer. L'hésitation, l'idée d'être rebutante ou de paraître étrange, l'idée d'être jugée sévèrement comme une marginale

---

1. T. Parsons, *The Social System*, Glencoe (IL), The Free Press, 1951, p. 439 *sq*. [NdT].

2. E. Goffman, *Stigmate. Les usages sociaux des handicaps*, trad. fr. A. Kihm, Paris, Minuit, 1975 [NdT].

– une jeune femme équipée d'oxygène, avec des tubes sortant de son nez – peuvent rendre une personne malade moins avenante et moins amicale qu'auparavant. Les vieilles relations, surtout les moins intimes, souffrent aussi. Les amis peuvent ne pas savoir comment garder le cap face au changement, comment aborder des choses qui peuvent être tristes ou sensibles, ou comment faire pour discuter de la maladie avec le malade. Les amis qui continuent à me soutenir ont besoin de dépasser leur propre malaise et leur propre peur de commettre un impair.

Et parfois, ils en commettent. Je me souviens avoir parlé de ma maladie à une vieille amie et d'à quel point mon état s'était dégradé l'an dernier. Elle m'a recommandé des exercices de respiration.

« Essaye-les », m'a-t-elle dit, « peut-être que tu gagnerais un peu de temps ».

Lorsque je lui ai dit que j'avais perdu près de 50 pour cent de ma capacité pulmonaire en peu de temps, elle m'a regardé et m'a dit, « Donc si tu perds encore 50 pour cent l'an prochain… » J'ai mis un long moment à m'en remettre ce jour-là. Je n'ai plus jamais parlé de ma maladie avec elle.

Ces rencontres me font réfléchir au malaise extrême provoqué par la maladie. Les gens ressentent de la terreur, de la gêne et de la mortification lorsqu'ils font face à la maladie. Certains répondent à ces émotions en les affrontant, d'autres en les fuyant. Certains surmontent la panique et la surprise initiale ; d'autres fuient loin de moi, de la maladie, d'eux-mêmes.

Lorsque j'ai pris conscience de la possibilité d'une greffe des poumons, cette procédure salvatrice capable de rendre la santé et la vie, j'ai commencé à demander à des amis et connaissances s'ils étaient sur le registre de don d'organes. Cela paraissait si facile, si important, de s'inscrire que j'étais certaine que presque tout le monde l'avait fait. À ma grande surprise, beaucoup de personnes m'ont dit qu'elles ne l'avaient pas fait.

« Ah ! », disaient-elles, « je n'ai jamais pris le temps de m'en occuper. »

Entendre cette réponse encore et encore de personnes dans leur quarantaine et dans leur cinquantaine m'a fait comprendre que ce n'était pas leur emploi du temps chargé qui les empêchait de s'inscrire. C'était la répugnance liée au fait de penser à une mort prématurée.

Tout comme ceux qui sont terrassés par la mort, ceux qui ne ressentent pas la responsabilité de réfléchir sérieusement au don d'organe se défilent aussi. Mais cette dérobade se fait aux dépens de nombreuses personnes qui meurent inutilement à cause de cette répugnance, de ce refus de s'engager avec sa mortalité et avec son devoir vis-à-vis d'autrui. Je n'ai jamais entendu quelqu'un dire qu'il refuserait un organe s'il en avait besoin. C'est le besoin de réfléchir aux circonstances tragiques qui rendent le don d'organe possible dont ils se détournent. Je peux témoigner du caractère à la fois tragique et évitable des souffrances et des morts causées par un manque d'organes pour une greffe, ainsi que de la santé et de la joie de ceux qui ont eu la chance de recevoir un organe à temps. Je pense que cette dérobade n'est pas seulement idiote, mais aussi immorale.

Il y a un revers à ce malaise social. Il est aussi vrai, pour moi, que certaines personnes sont tout autant damnées si elles agissent que si elles n'agissent pas. Si elles posent des questions, je me sens mal, comme si leur curiosité était déplacée. Si elles ne disent rien, je trouve qu'elles sont égocentriques, aveugles à ma situation délicate. S'il est généralement difficile de parler de maladie, c'est particulièrement dur pour les malades. Mais ce que j'ai appris de ma maladie, c'est qu'en temps de malheur, de chagrin et de perte, il n'y a pas besoin de phrases originales, de déclarations lumineuses. Il n'y a rien d'autre à dire que les choses les plus banales : « Je suis désolée » ; « C'est tellement triste ». Dire cela – et écouter – est le meilleur moyen de communiquer avec les malades. Ou du moins c'est ce que je crois.

Au sein de la famille, les choses sont toujours plus compliquées. Passer du statut de personne indépendante, d'adulte autonome qui s'occupe de ses affaires, à celui de quelqu'un qui a besoin d'aide et d'une considération particulière peut être non seulement dévastateur pour le malade, mais aussi pour sa famille. Ses parents peuvent avoir d'énormes difficultés à voir leur enfant malade. Les frères et sœurs peuvent trouver l'expérience accablante et bouleversante. Et les enfants peuvent secrètement s'accuser d'être la cause de la maladie. J'ai entendu de nombreux récits sur certaines difficultés directement créées par la maladie, parmi lesquelles se trouve la désertion du conjoint. Dans certains cas, la rupture a lieu peu de temps après le diagnostic. Une histoire particulièrement marquante est celle d'une femme qui, au moment de son diagnostic de la LAM, était assise avec son mari dans la salle d'attente du docteur, afin de discuter avec lui des perspectives à venir. Son mari a dit qu'il ne pourrait pas faire face, l'a laissée là, et n'est jamais revenu.

Pourquoi tous ces changements négatifs ont-ils lieu ? Les échanges sociaux se tiennent normalement entre des personnes qui souhaitent être perçues d'une manière particulière : être admirées et aimées, être vues comme drôles, originales ou attirantes. L'irruption d'une maladie ou d'un handicap est problématique de deux manières. Elle diminue radicalement notre capacité à maîtriser ce que les autres pensent de nous, et elle place l'interaction, au moins au début, dans l'ombre de la maladie.

Lorsque quelqu'un est malade ou handicapé d'une manière qui peut être immédiatement perçue par d'autres, il peut se sentir mis à nu. On se sent comme si les personnes pouvaient voir à travers nous ; des détails intimes sont les premières choses qu'un inconnu connaît sur vous. Au lieu de choisir ce que vous montrez à votre sujet, vous devenez un convoi passif d'informations apportées par votre traître de corps – un corps qui ne sait pas garder un secret. Un inconnu jette un rapide coup d'œil sur vous et en sait déjà tellement sur ce qui vous est sensible, intime, douloureux. Et pourtant, vous ne savez rien sur lui. L'asymétrie rend la chose encore plus difficile. C'est un prélude à toute interaction avec un inconnu. Par conséquent, et sans surprise, le malade peut être réduit à sa maladie. Ou bien il peut anticiper cet effet et réagir défensivement. Pour les passants et les inconnus, je suis « la femme avec l'oxygène », remarquée pour son handicap.

Il y a un sens philosophique à ce sentiment de dénuement et de vulnérabilité totale. On peut penser que dans une telle situation, quelque chose qui est perçu comme un détail interne, intime à votre sujet devient externe. Mais s'agit-il d'une description correcte de la situation ? La maladie ou le handicap devraient-ils être considérés comme des secrets, quelque chose que l'on choisit ou non de montrer ? Cela paraît prendre le sujet par le mauvais bout. Et cela à cause d'une erreur métaphysique plus générale : l'idée qu'il y aurait deux mondes distincts, l'interne et l'externe, qui sont complètement séparés. De fait, au sujet de l'incarnation, nous pouvons voir qu'il n'y a pas de distinction entre deux mondes. Nous sommes incarnés ; notre conscience ou notre soi font un avec notre corps. Par conséquent, il n'y a pas « d'intérieur » qui serait désincarné.

La maladie ou le handicap n'est pas un signe externe et indiscret. Ce n'est pas non plus une partie étrangère et détachable du malade. C'est intime et personnel, oui, mais en même temps, c'est une caractéristique visible, objectivement perçue de mon corps. Cela soutient clairement le point de vue de Merleau-Ponty sur le corps. Sa vision dépassait clairement les distinctions supposées entre l'externe et l'interne, entre les points de vue objectif et subjectif. Le corps est quelque chose qui est à la fois extrêmement personnel et extrêmement subjectif, et qui existe en tant qu'objet dans l'ordre naturel des choses. De ce point de vue, mon corps ne me trahit pas en révélant un secret, mais incarne ma situation en tant que malade.

Comment négocions-nous donc le fossé entre la bonne santé et la maladie ? Est-ce que je contribue à la distance grandissante entre moi et certains de mes amis en bonne santé ? Que font certains de mes amis pour nous permettre de discuter de ma maladie ? Je pense à des exemples positifs dont on peut apprendre. Je pense à mon amie Catriona, une collègue philosophe, qui a persévéré dans son désir de savoir, de comprendre ce que j'endurais. Je pense en particulier à une conversation que nous avons eue. J'étais dans un train se dirigeant vers Edimbourg, juste après avoir assisté à une réunion de *LAM Action*, l'association de la LAM au Royaume-Uni. Mon cœur était rempli de douleur : la douleur de voir des dizaines de femmes avec la LAM, la douleur de réaliser qu'il s'agit de ma vie, que c'est ainsi que les choses sont ; la terreur de penser à l'aggravation de la maladie, comme chez certaines des femmes présentes ; la jalousie envers celles qui n'étaient que moyennement touchées par la maladie. Elle savait que j'avais assisté à cette réunion. Elle m'a donc appelée, et nous sommes restées un assez long moment au téléphone. Les vertes prairies et les paysages maritimes défilant sous mes yeux, je lui racontais certaines de mes peurs et de mes tristesses.

Je pense à ma voisine Sarah, qui promène mon chien tous les matins où ma respiration est au plus mal. Je pense à ses questions franches et sa volonté de m'aider. Je pense à John, un médecin et philosophe Néo-Zélandais que j'ai rencontré lors d'un congrès. Nous avons eu un échange magique, explosif, rempli de franche amertume et de faits médicaux brutaux. Il avait un rhume, donc je gardais une distance de sécurité entre nous, mais lorsque nous nous sommes dit adieu, mes yeux se sont remplis de larmes. Il m'a dit, « C'était un honneur de vous parler ». Et pour une fois, j'ai pensé que c'était vrai.

Chapitre III

LA MALADIE COMME INCAPACITÉ À ÊTRE
ET LA SANTÉ AU SEIN DE LA MALADIE

Mon diagnostic n'a rien eu de progressif. Le matin, je voguais toujours dans le monde en tant que personne en bonne santé, bien que facilement essoufflée. L'après-midi, j'ai appris que j'avais la LAM. Le jour d'après, on m'a dit que mes espoirs étaient minces, qu'il n'y avait aucun traitement pour la LAM, et que je mourrais dans les dix ans. J'ai dû me faire à l'idée que ma vie se déroulerait dans un handicap et un essoufflement croissants. Que je n'aurais pas d'enfants. Qu'il était inutile de faire des projets sur le long terme. Que je n'avais que peu de chances de profiter de ma retraite. Toutes les règles qui gouvernaient ma vie jusque-là avaient été radicalement rompues et plus rien ne serait jamais pareil. J'ai dû revoir tous mes plans, attentes, objectifs, projets et horizons. Surtout, j'ai dû redéfinir mon idée de bonne vie.

Je me heurtais à un fait objectif : j'étais malade. Ma maladie n'avait pas de traitement. Il n'y avait rien d'autre à faire pour moi que de m'asseoir et d'observer. La possibilité d'être passive face à ma propre dévastation était d'abord irréelle pour moi. En apprenant la nouvelle, ma première question a été « alors, qu'est-ce que je *fais* ? » Je me souviens de la réponse évasive du radiologue : « Je ne sais pas. Je ne fais que diagnostiquer, je ne soigne pas. » Savait-il qu'il n'y avait pas de traitement ? Essayait-il de se sortir d'une situation embourbée ? Je ne sais pas, car je ne l'ai jamais revu, et bien qu'il travaille avec mon père depuis longtemps, il n'a jamais pris de mes nouvelles.

Ma première réaction était simple. D'accord, pensais-je, je suis malade. Je dois être soignée. Lorsque j'ai appris qu'il n'y avait rien à faire pour empêcher le déclin de ma fonction pulmonaire, et qu'au bout de ma maladie ne m'attendait rien qu'une mort par insuffisance respiratoire, les contours de ma tragédie se dessinèrent avec netteté. Comment cela était-il possible ? Comment pouvait-il n'y avoir aucun traitement ? J'étais jeune, en forme. Je prenais soin de moi : comment pourrait-il n'y avoir aucune alternative ? Il y a toujours *quelque chose* à faire.

Le « suivi » et « l'observation » que les docteurs m'ont offerts ont semblé n'être pour moi qu'une blague morbide. Cela signifie-t-il qu'ils vont tracer mon déclin sur papier millimétré et me regarder mourir ? Je n'y étais pas préparée. J'étais touchée par une maladie rare, une maladie orpheline : une maladie que personne ne connaissait à part une poignée de patients et leurs familles ainsi que quelques docteurs concernés par la LAM. Il n'y avait qu'un millier de femmes diagnostiquées d'une LAM dans le monde, bien que le nombre estimé de femmes porteuses de la maladie soit en réalité bien plus élevé, du fait de la difficulté du diagnostic en l'absence d'un CT-scan. Très peu de personnes en ont entendu parler. Il y a des centaines de maladies rares similaires dont personne n'a entendu parler. À moins, en fait, d'en avoir une.

Quelques jours après mon diagnostic, j'ai compris que je ne pouvais rien y faire. Le déclin de ma fonction respiratoire était hors de mon contrôle. L'équation habituelle « vertueux = heureux » ne s'appliquait pas à mon cas. Je faisais tout ce qu'il fallait. Et pourtant, j'en étais là, gravement malade avec une LAM. Je me résolvais à la passivité, car il n'y a rien d'autre que je, ou qui que ce soit d'autre, puisse faire. Du moins, c'est ce que je pensais.

Le nom complet de la maladie – LAM sporadique – m'a fait me sentir un peu mieux. Cela ne m'était pas arrivé à cause de quelque chose que j'avais fait. Ce n'était pas ma faute. C'était sporadique. Parmi 400 000 femmes, l'une d'elles aura la LAM. J'étais celle-là. Il n'y avait pas de médicaments, d'exercices, d'opérations, de régimes qui pouvaient améliorer mon état. Les gens qui me conseillaient des régimes détox et de l'acupuncture me faisaient bouillir de colère. Mes poumons étaient en train d'être détruits par un procédé kystique complexe, à peine compris, et ils me disaient de manger des fruits.

J'étais encore plus en colère contre ceux qui me suggéraient que tout cela était « dans la tête ». À les entendre, il y avait quelque chose dans mon état d'esprit, quelque chose dans ma psyché, mais, surtout, quelque chose sous mon contrôle, qui me rendait malade. J'étais malade, car je « pensais négativement », parce que je « ne voulais pas aller mieux ». Une personne m'a suggéré que mes pensées négatives affectaient mon corps au niveau cellulaire : que mes pensées morbides aidaient les cellules de LAM à bourgeonner dans mon corps. Bien que le plus souvent exprimées dans un esprit amical, la vraie signification de ces suggestions était directement hostile et elles peuvent être délétères pour la personne malade, qui endosse, en plus, la responsabilité de devoir être « positive ».

L'idée vraiment nouvelle à mes yeux était celle-ci : je n'irai plus jamais mieux. Toutes les règles habituelles qui encadraient ma vie – que les efforts seront récompensés, que cela rapporte de faire attention à soi, que c'est en forgeant qu'on devient forgeron – ne trouvaient ici aucune application. C'était la première occurrence, pour moi, d'un échec inconditionnel, incontrôlable. Quoi que je fasse, cela ne pouvait que s'aggraver. L'inexorabilité de mon déclin était la seule règle qui gouvernait ma vie.

« Aller bien » était un échec, je me suis donc tournée vers le déni. Je vais juste ne pas y penser. Je vais ignorer ma maladie et continuer comme avant. Cela a marché pendant quelques mois, mais vu que mon état se dégradait et que ma maladie devenait plus intrusive, plus omniprésente, je ne pouvais plus l'ignorer. J'ai dû commencer à utiliser de l'oxygène. J'ai dû supporter les regards dans la rue, les saignements de nez, les essoufflements. J'ai dû ralentir. J'ai dû demander des salles au rez-de-chaussée pour mes cours. J'ai constaté avec horreur que ma fonction pulmonaire avait diminué de moitié en un an. Je ne l'ai pas juste vu, je l'ai vécu. J'étais au pied d'une côte que je pouvais monter à vélo aisément il y a deux ans, difficilement il y a un an, et j'ai fait demi-tour, sachant très bien que je ne pouvais plus la monter du tout.

Je me souviens toujours de tout ce que je faisais – balades, voyages, yoga, jogging, football, kick-boxing – sans oxygène. Non seulement le souvenir était vivace dans mon esprit, mais il l'était aussi dans mon corps. Mon corps se mettait en mouvement, seulement pour être stoppé par une puissance plus forte que lui, retenu par ses poumons mourants. Mes mouvements étaient ceux d'une personne en bonne santé, ralentis par l'incapacité de mes poumons à apporter l'oxygène nécessaire pour les mouvements quotidiens les plus triviaux : étendre le linge, jardiner, marcher. J'ai essayé, essayé, et essayé encore, mais cela a seulement empiré.

La première chose que j'ai apprise était d'abandonner. J'ai compris que peu importent mes efforts, je ne serai pas en meilleure forme. Qu'aussi fort que je soufflerai dans le tube, mes résultats ne suivraient qu'une seule pente : descendante. Que bien que j'aime me duper à croire que j'étais comme la personne d'à côté, je ne l'étais pas. Et ainsi, j'ai arrêté d'essayer. J'ai abandonné, accepté, commencé à laisser de la place à mon incapacité. Je n'irai jamais mieux. C'est devenu mon point de départ pour tout le reste.

Ma seconde leçon concernait mes états d'esprit. Contre l'horreur objective de ma maladie, j'ai cultivé un état intérieur de calme et de joie. J'étais surprise de cela. Cette aptitude à être malade et heureuse, à être gravement malade et pourtant se sentir si normale, n'était pas quelque chose auquel je m'attendais. Je ne sais pas ce qui a causé cette réaction, mais à présent je pensais : je n'ai aucun contrôle sur cette maladie, mais j'ai un contrôle total sur mes émotions et sur mon état intérieur. Je ne peux pas choisir d'être en bonne santé, mais je peux choisir de profiter du présent, de goûter les aspects joyeux de ma vie, et de m'entraîner à observer avec neutralité ma tristesse, ma jalousie, mon chagrin, ma peur, et ma colère. Les émotions me submergeaient. Je les observais. En ne les combattant pas, en les laissant être, elles sont devenues moins personnelles et plus tolérables.

Lorsque j'avais la vingtaine, je suis allée en Inde avec mon amie Sharon. La première nuit, je me suis réveillée dans la chaleur suffocante de la mousson. Notre ventilateur au plafond avait cessé de fonctionner. J'ai secoué mon amie en lui disant, « Réveille-toi ! Le pire est arrivé ». Cette phrase, si drôle dans ce contexte, est restée une blague entre nous pendant de nombreuses années. Mais le pire s'est maintenant produit. Et j'étais nettement surprise de mon état. J'étais surprise d'apprendre que d'autres choses qui m'étaient arrivées auparavant étaient plus douloureuses. Il y avait une limite à la tristesse que je pouvais ressentir, et une fois cette limite atteinte, j'ai rebondi, bien que ça ne soit pas un succès total.

« Que pouvait-il donc m'arriver de pire ? », me demandais-je. Le pire qu'il puisse m'arriver est la mort. Soit, je vais mourir. Quel est le problème ? Tout le monde meurt ; je suis un exemple de cette loi générale. Nous ne souhaiterions pas affirmer qu'une bonne vie est simplement une longue vie. Ce qui compte, sûrement, c'est la manière dont j'ai vécu ma vie, longue ou courte. Et donc, je me suis dit : « si je meurs, qu'il en soit ainsi ». Après y avoir pensé et l'avoir crainte pendant des mois, j'ai fini par m'en lasser. J'ai arrêté de penser à ma mort prématurée, car cela ne me paraissait plus intéressant.

« Et si » et « si seulement » étaient deux choses à éviter. Le jeu du « et si un traitement était trouvé » et « si seulement c'était arrivé à la voisine » est le plus futile de tous. C'est moi. Il n'y a pas d'autre réalité. Je vis ici, dans ce monde, pas dans le monde imaginaire du « et si ». J'ai vite appris à ne pas jouer à ce jeu. Une fois que j'ai arrêté d'y jouer, je me suis mise à remarquer que beaucoup de personnes en bonne santé y jouaient à leur détriment. J'ai observé les personnes autour de moi chercher des excuses à leur mécontentement, ou bien juste l'accepter, et se plaindre de choses triviales, ressasser le passé pendant des décennies, et refuser de prendre des responsabilités pour leur bien-être, pour leur vie. J'ai peu à peu identifié les sources d'insatisfaction qui existent ; les miennes étaient seulement quelques-unes des nombreuses variations tristes sur ce thème. J'ai appris à discerner les excuses des raisons, les incidents mineurs des événements cruciaux, et la complaisance de la véritable prise en compte de mes propres limites. Comme le philosophe antique Épicure a notoirement fait sur son lit de mort, j'ai appris à apprécier les souvenirs heureux plutôt que me lamenter de leur disparition.

J'ai appris à vivre dans « l'ici et le maintenant ». J'ai appris à faire la distinction entre les choses vraiment mauvaises (une nouvelle détérioration dans ma fonction pulmonaire) de celles sans importance (les rides). Les petites choses ont cessé de m'importuner, car lorsqu'on les compare avec la LAM, elles se dégonflent et disparaissent. Ironiquement, avec un vrai sujet d'inquiétude, mon esprit était purgé de multiples sources d'anxiété. Beaucoup de choses ne comptaient donc pas. Seule une chose comptait vraiment, et cette chose était hors de mon contrôle. J'ai appris à accepter deux faits : que les lois de cause à effet gouvernant l'univers peuvent générer de la souffrance sur laquelle nous n'avons aucun contrôle et que tout, moi inclus, est éphémère.

J'ai dû changer la manière dont je me pensais moi-même. J'ai dû me convaincre que mon existence ou non-existence n'était pas si importante. Une mise à distance des vanités a accompagné cet éloignement graduel d'une approche autocentrée. Ces deux choses étaient difficiles à atteindre. J'ai dû reconnaître que je n'étais plus capable de faire des tas de choses, que je n'avais pas de contrôle sur ce qui arrivait à mon corps. Alors que je pensais à ma vie et à mon corps comme jeunes, en bonne santé, pleins de promesses, j'ai dû commencer à me penser comme fragile, abîmée et incapable.

L'incapacité à être

Heidegger caractérise l'existence humaine comme un « pouvoir-être » (*Seinkönnen*)[1]. L'existence humaine est caractérisée par son ouverture, son potentiel, sa capacité à devenir une chose ou l'autre. Cela constitue les bases d'une image puissante de la vie humaine : chacun peut devenir ce qu'il veut (à l'exception de certaines limitations physiques

---

1. Voir en particulier *Être et temps*, § 31 [NdT].

ou temporelles). Si je veux être une exploratrice polaire, il faut que je m'entraîne, développe ma force, apprenne à naviguer... Et à la fin, je me joindrai à une expédition polaire et réaliserai mes objectifs.

Les objectifs et les buts que nous avons connectent nos actions présentes (par exemple, étudier la navigation) à une vision future de nous-mêmes comme étant capables de faire certaines choses (naviguer jusqu'au Pôle Nord). Les actions présentes ont un sens du fait qu'elles font partie d'un projet tourné vers l'avant, vers l'avenir. Mes actions du moment sont dans le but de devenir quelque chose. Cette définition de l'être humain est mieux comprise à l'aide de la notion de « projection » chez Heidegger. Se projeter, c'est se lancer dans un projet, à travers lequel la personnalité d'un être humain et son identité sont mises en action. Si mon projet est d'être enseignante, je me projette en apprenant à être enseignante, je candidate à des postes d'enseignement... Ceci, affirme Heidegger, est l'essence de l'existence humaine : cette aptitude à *être* une chose ou une autre, à assumer le rôle d'enseignante, d'exploratrice polaire...

Cette conception de l'être humain en devenir, capable d'accomplir ses objectifs, de changer continuellement selon le projet qu'il poursuit, est attirante de multiples manières. Elle nous impute la liberté – et la responsabilité – de devenir ce que l'on veut, de donner une forme satisfaisante à nous-mêmes et à nos vies : de transcender ce que nous sommes au présent par un soi futur plus développé et ayant plus de capacités. Cette conception progressive de la personne considère que cette dernière change, grandit et se développe continuellement. Merleau-Ponty, faisant écho à l'approche de Husserl et de Heidegger, affirme que l'être-au-monde n'est pas le sujet d'un « Je pense que », mais d'un « Je peux »[1].

Mais alors, que dire de l'autre partie de la vie, celle dans laquelle nous devenons graduellement *incapables* de faire les choses, incapables d'être ? Que dire du déclin et de la faiblesse ? Sur le plan physique, cet aspect de la vie est indubitablement présent. Bien qu'une personne soit sportive pendant de nombreuses années, son corps finit par se dégrader, et elle n'est plus capable de maintenir sa condition physique. La définition de Heidegger exclut-elle cet aspect important de la vie, celui du déclin, de la faiblesse, et de l'incapacité à être ?

Malades ou vieillissants, nous devenons incapables de faire certaines choses, d'effectuer des tâches particulières, et de nous engager dans certaines activités. Cela pose un problème pour la définition de Heidegger,

1. M. Merleau-Ponty, *Phénoménologie de la perception, op. cit.*, p. 160.

car cela montre qu'elle exclut des situations humaines importantes. Dans certaines maladies, en particulier les maladies mentales ou chroniques, la capacité d'une personne à être, à exister, est radicalement altérée et parfois d'un seul coup diminuée. Certains projets doivent être abandonnés et, parfois, comme dans les cas de psychoses sévères, la possibilité d'avoir un projet tout court devient impossible. La description donnée par Heidegger permet-elle à des formes de capacités radicalement différentes de compter comme formes d'existence humaine ? À quel point les êtres humains sont-ils souples ? À quel point pouvons-nous ajuster nos projets et plans en cas de mauvaise santé ?

Je pense que la définition de Heidegger est trop souvent prise à la lettre et que sa caractérisation de l'existence comme « pouvoir-être » doit être ajustée de deux manières. D'abord, la notion de pouvoir-être doit être élargie pour y inclure des capacités radicalement différentes. Ensuite, « l'incapacité à être » doit être considérée comme une manière d'être. On peut donner un tour intéressant à la définition de Heidegger si nous incluons l'incapacité à être comme une forme valable d'existence, une forme digne d'intérêt, une forme difficile et qui est, surtout, en soi une forme inévitable.

Nous devons interpréter la notion de pouvoir-être le plus souplement possible. Elle doit inclure des cas dans lesquels la douce mécanique du corps, son soutien pour mener à bien certains projets, disparaît. On doit pouvoir abandonner ses projets actuels et en créer de nouveaux. Ces nouveaux projets doivent être conçus à la lumière de nouvelles limitations et, par conséquent, ils naissent au sein d'un horizon restreint. Cependant, des capacités radicalement différentes comptent toutes comme des capacités à être. Prenez une personne en fauteuil roulant, quelqu'un avec un cancer en phase terminale, quelqu'un avec des difficultés d'apprentissage, ou quelqu'un qui est trisomique : ces manières d'être, d'une certaine façon, diffèrent toutes de la norme. Mais elles doivent, néanmoins, compter comme des manières humaines d'être. Il est possible que l'application de la notion heideggerienne de pouvoir-être dans le cadre de la maladie et du handicap permette une reconnaissance des diverses manières selon lesquelles il est possible d'être et des manières dont les êtres humains diffèrent les uns par rapport aux autres.

Le contraire du pouvoir-être est, bien sûr, *l'incapacité* à être ; mais cela présuppose que les deux notions forment une dichotomie. Nous pouvons remplacer cette dichotomie par toute une gamme de capacités à être. Il y a d'autres modes de pouvoir-être qui sont exclus par cette dichotomie. Être partiellement capable d'être, apprendre à pouvoir-être, et rétablir un pouvoir-être sont quelques exemples. Le pouvoir-être qui caractérise l'existence humaine est un territoire qui doit être exploré et développé par l'expérience, plutôt que délimité à travers cette opposition.

Il est aisé d'illustrer nos propos par des exemples positifs. Stephen Hawking aurait peut-être voulu être footballeur ou pianiste, mais à cause de sa maladie, il était incapable de poursuivre ces projets. À la place, il avait un autre projet, celui de devenir physicien, dans lequel il a rencontré énormément de succès. Il est vrai que de nombreux projets qui auraient pu lui paraître séduisants ont été rendus impossibles du fait de sa maladie. Malgré un horizon de possibilités contraint, il y a toujours du choix.

Nous pouvons aussi penser à des processus comme la rééducation après une cure de désintoxication ou après un accident vasculaire cérébral; à l'apprentissage du goût à la vie après une grave dépression; à l'adaptation à une locomotion, une vision, ou une diction altérées... Aucune de ces situations n'est conforme à la définition de Heidegger prise littéralement, mais si nous assouplissons notre compréhension du pouvoir-être, nous pouvons y intégrer de tels cas.

De plus, dans les cas de vieillissement, de maladie ou de handicap, nous avons besoin de reconnaître l'incapacité comme une manière d'être. On peut voir le vieillissement et la maladie comme des processus d'accommodation à l'incapacité à être. Cela en apprenant à concevoir son existence comme s'appuyant davantage sur les autres et moins indépendante, plus liée et moins autonome. L'incapacité (ou la capacité altérée) à être et à faire est le revers de la description du pouvoir-être donnée par Heidegger. Pour certains individus, cette incapacité est présente tout au long de la vie, comme dans les cas de maladie chronique ou de handicap. Pour chacun d'entre nous, elle est présente en tant que stade avancé de la vie : les phases de vieillesse et de déclin. L'incapacité et la limitation font partie de la vie humaine, tout comme la capacité et la liberté. En introduisant la notion d'incapacité à être en tant que partie intégrante de la vie humaine, nous pouvons déplacer notre conception de la capacité, initialement positive et désirable, vers une approche l'intégrant à un flux de vie plus large et plus diversifié.

L'incapacité à être n'est pas un concept abstrait ou dépourvu de contexte. Il faut le considérer en relation avec le pouvoir-être. Une incapacité à être est la perte d'une capacité à être. Être incapable de voler, ou incapable de respirer sous l'eau... ne sont pas des exemples d'incapacité à être. Sinon, le concept serait si vaste qu'il en perdrait son sens, et nous serions plus incapables que capables d'être. Il s'agit d'une capacité *perdue* ou d'une capacité normale, attendue, qui n'est jamais atteinte. L'incapacité à être est par conséquent intimement liée à une capacité à être, et *vice versa*. Pouvoir-être n'est ni infini, ni illimité. C'est une manière d'exister qui est accordée temporairement, pour un nombre d'années donné, et qui n'est jamais garantie, jamais certaine. Il s'agit d'un don fragile, transitoire. La notion d'incapacité à être révèle cet aspect du pouvoir-être.

Même dans les cas de handicap physique extrême, il y a toujours une liberté de pensée, d'imagination, d'émotion et d'intellect. C'est cette liberté et cette imagination qui permettent à ceux incapables d'être d'une certaine manière, d'avoir d'autres manières d'exister. La liberté et l'imagination peuvent même permettre à ceux qui sont incapables d'être d'une certaine manière, de l'être d'une nouvelle manière. Un exemple récent du dépassement de l'incapacité physique est celui du virtuel. De nouveaux personnages et de nouvelles images sont créés dans un espace virtuel, où l'incapacité physique n'est pas pertinente. D'autres sphères de l'imaginaire peuvent aussi aider : les mondes de la littérature, du cinéma, de l'art, bien qu'ils ne soient ni physiques, ni corporels, permettent à l'imagination d'y flâner librement et ainsi de libérer le corps, bien que temporairement, de son incapacité à être.

Reconnaître une incapacité et apprendre à la voir comme une partie du territoire vital sont des leçons importantes que la maladie peut nous apprendre. Ce savoir permet au malade d'accepter le soi incapable en tant que partie de l'existence humaine. Équipé d'une vision plus équilibrée de la vie qui combine la capacité et l'incapacité, on peut accueillir la maladie avec une tolérance accrue et la rendre moins dérangeante. De plus, la capacité à accepter un soi incapable peut nous aider à aborder une question urgente pour les malades : étant donné mon état, puis-je quand même vivre une bonne vie ?

Puis-je être malade et heureuse ?

Puis-je être malade et être heureuse ? Cette question est vite devenue centrale à ma vie de malade. Puisque ma maladie n'a pas de traitement et pas d'espoir de soin immédiat, j'ai dû apprendre à vivre avec elle. Mais ce n'est pas tout, je voulais en plus bien vivre avec elle. Était-il possible pour moi, comme pour toute autre personne malade, d'être heureuse et de vivre une bonne vie ?

Cela fait de nombreux siècles que les philosophes débattent pour savoir ce qu'est une bonne vie. Une manière de répondre à cette question est de lister les conditions du bien-être – par exemple, la liberté, la santé, l'accès aux biens sociaux, la réalisation personnelle... Bien que la santé soit, bien entendu, considérée comme un élément essentiel d'une bonne vie et une condition nécessaire au bonheur, les philosophes ont, pour la plupart, négligé un problème particulier. Il s'agit de la question : qu'advient-il de la bonne vie ou du bonheur lorsque la santé ne reviendra plus ? Il s'agit d'une question fondamentale, car, au final, la vaste majorité d'entre nous meurent de maladie et une minorité significative passent leur vie en étant malade chronique ou handicapé.

La question est passée quasiment inaperçue au sein de la philosophie à cause de la nature du corps, dont l'intégrité est considérée comme acquise, d'un privilège accordé à l'esprit comme lieu du plaisir intellectuel, et d'un dénigrement du corps dans certaines traditions occidentales. Certaines descriptions de la vie bonne reconnaissent l'importance de la santé et d'un soin de qualité pour le bien-être. Mais ils ne réussissent pas à prendre en considération l'absence permanente de santé, comme dans la maladie chronique. Cela ne suffit pas de dire que la santé est un ingrédient essentiel de la vie bonne lorsque cette première est souvent absente et que le savoir médical actuel est incapable de la rétablir. Il est nécessaire de se demander s'il est possible d'avoir une bonne vie malgré, ou avec, une mauvaise santé.

Pour étudier cette question, nous employons une approche phénoménologique. Cette approche propose une description relationnelle de la personne malade, qui prend en compte ses activités quotidiennes, ses objectifs, et ses interactions avec un environnement et un monde social. Une fois que nous aurons compris les changements dans ces dimensions par rapport à la maladie, nous pourrons revenir à notre question. Considérer la maladie dans cette perspective nous permet aussi de chercher un remède aux changements négatifs. Mais pour faire apparaître ces derniers, nous avons besoin d'une approche qui permet une description complète des manières dont la vie et le monde d'un malade sont modifiés. J'espère maintenant qu'il est clair pour vous que ce point de vue est offert par la phénoménologie.

L'introduction d'une approche phénoménologique de la maladie n'est pas faite dans le but de supplanter, mais d'*augmenter* l'approche naturaliste. La phénoménologie distingue le corps vécu du corps biologique, mais elle ne rejette pas pour autant ce dernier. Bien sûr, le corps biologique est central à toute conception de la maladie. Ce que je conteste est la possibilité de ne comprendre la maladie – et la question du bien-être dans la maladie – qu'à travers le corps biologique, tout en ignorant l'expérience vécue.

Dans les chapitres précédents, nous avons décrit comment la maladie sépare le corps biologique et le corps vécu. Plutôt qu'une correspondance parfaite entre notre corps objectif et notre expérience vécue de celui-ci, dans la maladie, le corps biologique se comporte bizarrement ; il présente des symptômes étranges et devient imprévisible. La transparence du corps biologique disparaît, et il devient ainsi le sujet d'une attention anxieuse et d'examens médicaux approfondis. L'étrangèreté de ce corps est mise au premier plan ; il peut se comporter de manière erratique et devenir méconnaissable.

La maladie nous place à distance de notre corps biologique, qui devient aliéné et erratique, une source de douleur et d'incapacité. L'expérience vécue de ce corps devient douloureuse, instable et défaillante. Nous ne ressentons pas cette distance par rapport au corps biologique lorsque nous sommes en bonne santé. La maladie (tout comme d'autres types d'altérations physiques) retire la transparence du corps et la problématise. Le corps devient le centre d'attention, une source de douleur et de peur, et par conséquent il devient un corps problématisé dans deux sens. Il est la source de problèmes et d'inquiétudes pratiques, mais également d'une instabilité métaphysique, car son état antérieur et sa relation à l'expérience vécue ont été rompus.

Comme nous le verrons d'ici la fin de ce chapitre, le mouvement entre le corps biologique et le corps vécu possède aussi un potentiel créatif. Au final, une nouvelle relation entre les deux peut émerger. Cette nouvelle relation reflète non seulement les complexités pratiques de la maladie, mais aussi les complexités philosophiques du corps-sujet : le corps qui est à la fois un objet matériel et le siège de la subjectivité. La phénoménologie nous donne les outils pour penser cette relation entre le corps vécu et le corps biologique, entre le corps comme sujet et le corps comme objet.

Avec cette perspective, nous pouvons voir que la maladie n'est pas simplement un problème dans une partie isolée du corps physiologique, mais plutôt un problème concernant la personne incarnée dans son intégralité, ainsi que sa relation à son environnement immédiat. Puisque le corps vécu n'est pas seulement le corps biologique, mais aussi son être-au-monde contextuel, une perturbation des capacités corporelles a une signification qui dépasse largement celle d'un simple dysfonctionnement biologique. Cette rupture altère substantiellement la description de ce qu'est une vie bonne au sein de la maladie. Ses effets ne se cantonnent pas aux fonctions corporelles. C'est plutôt l'intégralité de la manière d'être-au-monde d'une personne qui se trouve modifiée.

Par exemple, une composante de la vie bonne qui est indubitablement perturbée dans la maladie est la capacité de s'affirmer ou de poursuivre des objectifs librement. La phénoménologie saisit l'importance de la relation entre cette capacité et le corps. Un changement, dans le corps comme dans les possibilités physiques et perceptives, transforme la subjectivité elle-même. La possibilité d'agir est intrinsèquement liée à la capacité à effectuer des actions et à faire des activités visant à atteindre ses objectifs. La perte de capacités physiques ou mentales porte en elle une diminution des capacités du malade à poursuivre ses buts, car même les buts les plus abstraits nécessitent une action corporelle. On considère généralement comme acquis que le corps est un facilitateur fonctionnel, en bonne santé, qui contribue silencieusement à l'exécution de projets. En cas de maladie, le corps surgit au premier plan, et sa douleur ainsi que son incapacité affectent directement la capacité d'agir de la personne.

Le concept phénoménologique de maladie inclut la relation du malade avec son monde, ou ce que j'ai nommé précédemment la géographie et l'architecture sociale de la maladie. Cela comprend les relations spatiales et sociales, qui ont été discutées dans les chapitres I et II, et les relations temporelles, qui seront discutées dans les chapitres IV et V.

La géographie et les relations spatiales d'une personne avec une déficience pulmonaire sont entièrement différentes de celles d'une personne valide. Les notions subjectives de distance, de difficulté, etc. se modifient avec le changement des capacités corporelles. Alors que les escaliers sont, aux yeux d'une personne valide, un moyen pour aller quelque part, ils constituent un obstacle insurmontable pour une personne atteinte d'une maladie pulmonaire. Il ne s'agit pas seulement d'une perturbation locale de l'activité du malade, mais d'une altération fondamentale dans sa manière de s'engager avec son monde.

Des changements similaires peuvent être observés au sujet des pentes ou de la visibilité, par exemple, selon la maladie particulière affectant l'interaction d'une personne avec son environnement. Le monde du malade est changé, et les notions de distance, de temps, et de difficulté des tâches subissent des transformations fondamentales. Ce sont ces dernières que nous devons considérer lorsque nous souhaitons effectuer une description complète de la maladie. Nous avons aussi besoin de faire une description de ces transformations pour des raisons pratiques, dans le but de chercher des remèdes aux changements et aux pertes impliquées par la maladie. Et, surtout, à propos du bien-être, la transformation doit être décrite dans sa totalité et doit être prise en compte lorsque l'on se demande s'il est possible d'être heureux en étant malade.

Le monde social, si capital au bonheur, est aussi transformé. De nombreuses personnes handicapées ou malades témoignent de leurs difficultés à maintenir leurs vies sociales parce qu'elles ne sont plus capables de prendre part à des activités de groupe telles que travailler, voyager, et faire du sport. La réciprocité, caractérisant la majorité des relations sociales, se trouve perdue si la personne reste enfermée chez elle. Aussi, le malade évite parfois volontairement des situations sociales qui peuvent le compromettre ou l'embarrasser. Les relations subissent des pressions d'ordre nouveau lorsque l'autonomie et l'indépendance du malade sont compromises. Les vieilles amitiés doivent changer pour accommoder la maladie, au risque d'être vouées à disparaître. De nouvelles amitiés sont formées dans l'ombre de la maladie.

La capacité à évoluer librement au sein d'un contexte social est perdue. Lorsque vous entrez dans une pièce avec une bouteille d'oxygène, tout le monde va remarquer ce fait. Que font-ils? Vous parlent-ils normalement? Vous demandent-ils pourquoi vous le portez? Évitent-ils de vous parler parce qu'ils ne savent pas quoi dire? Un certain niveau de gêne est inévitable. La maladie devient un problème social autant qu'un problème personnel. Ce phénomène apparaît dans le travail de nombreuses associations consacrées aux troubles mentaux et au SIDA, qui visent à réduire la stigmatisation associée à ces maladies. Les maladies physiques sont stigmatisées différemment, mais elles créent néanmoins des difficultés sociales. Ces problèmes sont, eux aussi, des enjeux fondamentaux, cruciaux au bien-être et au bonheur.

Avant de pouvoir aborder la question du bien-être dans la maladie, nous devons d'abord souligner les problèmes spécifiques des maladies à long terme ou chroniques. Il s'agit d'une dimension importante, car une maladie, si elle est temporaire, n'a normalement pas d'impact sur le bonheur au long terme. Mais les maladies chroniques, ou à long terme, nous mettent au défi de trouver de la satisfaction et du bien-être malgré la maladie, ou avec elle. Dans le cas de maladies chroniques, l'approche naturaliste aggrave la situation. Aux yeux de l'approche naturaliste, ces maladies sont perçues comme des problèmes physiologiques, où seule la dimension physique des souffrances ou des pertes de fonction est prise en compte.

Or, il existe d'autres types de dommage, graves eux aussi. La perte de la capacité d'agir, lorsque le malade perd son indépendance ou son efficacité, en est une. La perte de fonction productive, qui pousse quelqu'un à diminuer son temps de travail, à démissionner ou à demander de l'aide pour certaines choses, en est une autre. La perte de la capacité sociale, s'il ne peut plus être en société comme auparavant, en est encore une autre. Enfin, il y a les pertes possibles de statut financier causées par les frais de santé et l'incapacité à travailler. Ces pertes bouleversent la vie du malade, mais elles ne sont pas reconnues comme composantes de la maladie et ne sont pas traitées par les équipes médicales.

De plus, puisque la maladie chronique est parfois traitée au sein d'un cadre de soin construit pour les troubles aigus qui sont soudains et temporaires, cela se solde par un soin fragmenté. Les soins basés sur ce modèle peuvent manquer de continuité. Ce manque de continuité, si le système n'est pas paramétré pour la maladie chronique, peut provoquer une communication incomplète au sujet du soin fourni par des soignants surchargés. On constate au final que de nombreux malades chroniques parlent de sentiment d'isolement. Les patients ne connaissent peut-être pas d'autres patients qui ont la même maladie, n'ont pas accès aux groupes de soutien, et ne savent peut-être pas où trouver plus d'informations sur leur état de santé. Rencontrer des infirmières et des docteurs différents à chaque visite à la clinique exacerbe ces problèmes. Toutes ces choses sont, bien sûr, des facteurs qui affectent le bien-être.

Nous voyons habituellement la maladie comme un état temporairement anormal qui doit être rectifié afin de faire retourner le malade à une vie normale. Mais dans le cas de maladies chroniques, cet objectif ne peut pas être atteint. La maladie chronique est souvent mal prise en compte dans le cadre du soin aigu, qui voit la maladie comme une perturbation temporaire, plutôt qu'un état causant des dommages continus. C'est un regain d'attention pour le monde transformé du malade chronique qui est requis, tout autant qu'une réflexion accrue sur comment atténuer les dommages causés par la maladie.

La maladie ou le handicap de longue durée redéfinissent la relation de la personne avec son monde, tout comme ils transforment ce monde en le modifiant et en le limitant. En tant que personnes incarnées, nous vivons fondamentalement la maladie comme une perturbation du corps vécu plutôt qu'un dysfonctionnement du corps biologique. Mais la médecine s'est traditionnellement concentrée sur le retour au fonctionnement normal du corps biologique et elle a, par conséquent, œuvré au sein d'une perspective qui traite de problèmes et de déficits, et qui ignore le corps vécu. Au sein de cette approche, le ressenti du malade est mesuré avec des paramètres objectifs négatifs, qui mesurent à quel point il est malade ou diminué – alors que l'expérience vécue de la maladie, d'une formidable variabilité d'une personne à une autre, est omise.

Une approche phénoménologique propose un cadre pour intégrer l'expérience du malade dans une conception de la vie bonne en enrichissant la relation altérée du malade avec son monde. Cette relation bouleversée est une composante naturelle du cycle de vie et doit ainsi faire partie de toute description de la vie bonne. Une telle description considère la maladie comme un concept relationnel, qui doit inclure à la fois le malade et son monde physique et social. Qu'arrive-t-il au bien-être des personnes qui sont gravement malades? Sont-elles moins capables que d'autres d'avoir une bonne vie?

La santé dans la maladie

Jusqu'à présent, nous avons traité santé et maladie comme des concepts opposés, mutuellement exclusifs. J'ai parlé des « bien portants » et des « malades » comme s'ils formaient deux groupes distincts. Susan Sontag décrit cette dichotomie au début de son essai « La maladie comme métaphore » avec ces mots : « La maladie est la zone d'ombre de la vie, un territoire auquel il coûte cher d'appartenir. En naissant, nous acquérons une double nationalité qui relève du royaume des bien-portants comme de celui des malades » [1].

J'ai dans l'idée que la santé et la maladie ne sont pas des royaumes dichotomiques ou séparés. De plus, tout comme des épisodes de maladie peuvent avoir lieu dans la santé, une expérience de santé dans la maladie est un phénomène possible, même s'il est souvent omis. La santé dans la maladie est un concept développé dans les années 1990 pour exprimer la diversité des expériences de maladie. Utilisant une approche phénoménologique, avec l'accent qu'elle met sur l'expérience à la première personne, les chercheurs se sont entretenus avec des malades chroniques pour mesurer l'impact de la maladie sur leur vie et la façon dont ils y répondent. Leurs constatations furent tout à fait surprenantes.

Les différentes études montrent une large variabilité dans le sens et l'impact de la maladie ainsi que dans les mécanismes d'acceptation développés en réponse à celle-ci. Certains affirment que l'expérience de la maladie peut promouvoir le développement personnel par la conscience et la transformation de soi. D'autres notent que pour certains malades chroniques, la maladie devient un outil de découverte de soi et une source fondamentale de développement personnel. Beaucoup de comptes rendus suggèrent que les malades chroniques peuvent se sentir en bonne santé sur les plans subjectifs et individuels.

---

1. S. Sontag, *La maladie comme métaphore*, trad. fr. M. Paloméra, Paris, Christian Bourgeois, 2005, p. 9.

Ces perspectives reconnaissent la possibilité de la santé au sein de la maladie, peu importe l'état physiologique de la personne. Elles semblent aussi faire écho aux récits des personnes malades chroniques ou handicapées. Un phénomène notable présent dans de nombreuses études est le manque de corrélation entre la santé objective (le corps biologique) et le bien-être subjectif (l'expérience vécue). Les études montrent que le bien-être subjectif est de loin le domaine le moins affecté par les états médicaux chroniques. Il existe de nombreuses preuves de la présence de variations individuelles dans le bien-être qui ne sont dues ni à l'âge, ni à un état de maladie.

Étonnamment, de nombreux malades évaluent leur santé comme bonne. Dans une étude de Stuifbergen, 73 % des personnes sondées, qui vivaient toutes avec une maladie invalidante, ont évalué leur santé comme étant bonne ou excellente. De plus, les définitions individuelles de la santé varient considérablement parmi les personnes sondées. Alors que certaines ont défini la santé comme « ne jamais être malade ou prendre des médicaments », d'autres ont dit « être capable de prendre soin de moi », ou « profiter de la vie chaque jour », révélant le caractère multidimensionnel du concept de santé. Similairement, dans une étude canadienne, 60 pour cent des sondés souffrant de problèmes de santé l'ont pourtant considérée comme « bonne » ou « excellente ».

À la lumière de ces résultats, il devient nécessaire de changer la manière dont nous pensons la santé et la maladie. Nous devons modifier notre manière de voir celles-ci comme opposées et mutuellement exclusives pour parler d'un continuum ou d'un mélange des deux, laissant place à la santé dans la maladie pour des personnes objectivement malades. Un second déplacement est nécessaire. Il faut s'éloigner d'une mesure de la santé objective centrée sur le déficit et accorder un poids plus important aux comptes-rendus subjectifs à la première personne ou aux expériences vécues. Ces deux déplacements sont accomplis lorsqu'on sort d'un point de vue purement naturaliste sur la santé et la maladie pour adopter une perspective incorporant les idées phénoménologiques.

Ce changement est aussi exprimé dans le déplacement « du traitement vers le soin » (« *from cure to care* ») : s'éloigner d'un modèle de pathologie et de traitement pour aller vers un modèle de soin qui agit pour la santé et la guérison des personnes atteintes de maladies chroniques. L'objectif est de changer les pratiques de santé en repensant la distinction santé-maladie et en offrant une perspective plus large sur la santé et sur l'expérience de santé.

Certains chercheurs influencés par la phénoménologie ont interviewé des malades chroniques et des personnes handicapées, et ont noté les thématiques soulevées par les sondés, tels que l'amour de soi, la création d'opportunités, la célébration de la vie, et le fait de se dépasser. Ces thèmes sont extraits des mots des participants et donc reflètent avec précision leur expérience de la maladie ou du handicap. Comme l'a confié un tétraplégique aux chercheurs, « Je peux vivre la vie pleinement, même si je n'ai pas de capacité physique, je peux toujours vivre la vie pleinement, car là où je vis, la vie vient de l'intérieur »[1].

D'autres études présentent des résultats différents. Nombreuses sont celles qui signalent des sentiments de perte, de tristesse chronique, de frustration, de culpabilité, de colère, de déconnexion et de difficulté à faire face aux changements. Certaines témoignent d'attitudes négatives, d'un sens détérioré de sa propre identité, et d'un travail de deuil. La différence se situe sur l'accent mis par ces études. Les études qui mettent l'accent sur la santé dans la maladie, plutôt que sur l'expérience de la maladie, ont obtenu des résultats radicalement différents. Il semble y avoir une face cachée de santé dans la maladie qui émerge si les chercheurs demandent explicitement aux patients s'ils vivent des épisodes de bien-être ou des sensations de bonne santé au sein de leur maladie.

Cela met en lumière une autre limitation de l'approche médicale. Puisque l'attention est portée sur la pathologie et qu'une approche négative, centrée sur les déficits, est appliquée, l'expérience positive de la santé dans la maladie reste ignorée par la pratique médicale. Par exemple, de nombreux résultats de tests médicaux sont présentés sous forme d'échelles et positionnent le patient au sein de celles-ci. La fonction pulmonaire est exprimée en pourcentage de capacité attendue, mais n'est pas corrélée à un sens subjectif de fonctionnalité ou de bien-être – c'est-à-dire avec ce que l'individu peut *faire* avec cette fonction pulmonaire. La véritable fonction – les types et volumes d'activités que l'individu peut réaliser – est marginalisée dans les rapports médicaux, malgré la présence d'un décalage, bien documenté, entre celle-ci et les paramètres objectifs mesurés.

Des études ont, à plusieurs reprises, trouvé que l'expérience de qualité de vie des malades chroniques est subjective et individuelle. Étonnamment, le bonheur n'est pas corrélé avec la santé objective (à l'exception de la douleur et de l'incontinence), et de nombreuses maladies

---

1. E. Lindsey, « Health Within Illness : Experience of Chronically Ill/ Disabled People », *Journal of Advanced Nursing* 24, p. 465-472, notre traduction.

chroniques graves ne semblent pas affecter le sens subjectif de bien-être du malade. Par exemple, avoir eu un cancer ne semble pas affecter le bien-être subjectif d'une personne.

La valeur philosophique que je vois émerger de ces études est cette pluralité de réponses et d'attitudes, qui atteste d'une grande variabilité entre cas individuels et au sein de chaque cas. Si nous réfléchissons à la présence de la maladie dans la vie de chacun, cela semble sensé. Un malade peut avoir de bons et de mauvais jours, des épisodes de crise et des périodes de stabilité. De plus, aucune maladie n'est vécue identiquement par deux personnes. Il y a donc une véritable ambiguïté dans la signification de la maladie chronique, et le concept est trop large pour être stable. Si la maladie fait partie de la vie, en continuité avec la santé, alors notre expérience de celle-ci est aussi diverse que notre expérience de la santé ou de la vie en général. Autrement dit, il est difficile de généraliser cette expérience.

Il y a de nombreux types de maladies chroniques et tout autant de niveaux de sévérité au sein de chacune d'entre elles. La maladie chronique peut frapper quelqu'un quand il est jeune, et dans ce cas elle l'accompagnera tout au long de sa vie. Elle peut survenir à un moment plus tardif, où l'apparition de la maladie est moins surprenante. La maladie chronique peut causer des dépressions. Elle peut s'immiscer dans une vie productive et heureuse et avoir un impact modéré sur cette dernière. Ces nuances doivent être prises en compte si nous voulons comprendre l'expérience de la maladie. Malgré cette variabilité, une chose importante reste vraie. Lorsque les études posent des questions sur la maladie, les réponses des sondés se concentrent sur la maladie. Mais si elles s'interrogent sur la santé dans la maladie, alors des dimensions nouvelles et plus positives de la maladie apparaissent.

L'adaptabilité et les réponses créatives à la maladie

Quels sont donc les mécanismes positifs qui favorisent la santé dans la maladie ? Les deux mécanismes sur lesquels je me concentre sont la faculté d'adaptation à de nouvelles capacités, plus limitées, et la créativité qui émerge en réponse à de nouveaux défis. J'emploie le terme « adaptabilité » (en le distinguant du terme « adaptation » employé par les biologistes de l'évolution) pour faire référence à la flexibilité comportementale permettant aux personnes malades ou handicapées d'ajuster leur comportement en réponse à leur état.

Dans le cas de la maladie, deux traits marquants émergent. D'une part, l'ajustement se fait vis-à-vis d'un changement qui n'a pas lieu au sein de l'environnement, mais au sein de son propre corps. Le changement est ressenti de manière immédiate et imprévisible, menant à un sentiment d'aliénation de son propre corps, qui devient étrange et méconnaissable. Un tel changement est dépourvu d'intermédiaire, donc plus intime que tout changement environnemental. D'autre part, on pourrait considérer l'implantation de certains appareils visant à dépasser les limitations corporelles comme quelque chose d'hybride entre le corps et l'outil.

Ce que j'entends par « adaptabilité » n'est pas juste un ajustement psychologique, une acceptation de la maladie. L'adaptabilité est bien plus diverse. Elle peut se déployer dans les domaines physiques, psychologiques, sociaux, et temporels. Les changements se produisent simultanément dans de nombreux domaines et sont souvent entremêlés. Les éléments les plus marquants de ces formes d'adaptabilité sont qu'ils apparaissent comme une réponse aux changements au sein du corps plutôt qu'une réaction à un environnement nouveau. Cela confère à l'adaptabilité une nature dialectique éminemment personnelle – celle d'une perturbation suivie par une réponse rapide. La tension entre le corps actif et passif, sujet et objet, capable et incapable, confronté à un obstacle et le dépassant, est présente dans l'adaptabilité. Ce n'est pas un processus en douceur, mais une série de rencontres dialectiques d'un corps avec son environnement, d'une demande suivie d'un échec, et d'un échec suivi d'un besoin de modification.

Une autre caractéristique de ce changement est qu'il est négatif. Le changement reflète la détérioration d'une capacité corporelle. Je ne souhaite pas souligner la négativité du changement, mais plutôt les aspects très personnels et très créatifs de la réponse à celui-ci. Ce déplacement de l'attention est en lien étroit avec la notion de santé dans la maladie.

Dotés de capacités corporelles diminuées, les malades doivent trouver ou inventer des solutions à de nouveaux problèmes et défis. Le malade peut avoir besoin d'adapter sa vitesse de marche, sa démarche, la répartition de son temps, son niveau d'activité physique... en réponse aux limitations imposées par la maladie. Je me suis adaptée à mon essoufflement en trouvant des détours jusqu'aux magasins pour éviter toute montée ; je m'arrête plusieurs fois lorsque je monte des escaliers et me laisse plus de temps pour des tâches quotidiennes telles que jardiner ou prendre une douche. Je suis aussi devenue plus consciente de la dimension physique des tâches mineures et des nouvelles réponses de mon corps à l'effort.

Certains types d'adaptabilité physique peuvent être perçus comme automatiques ou inconscients. Par exemple, la réponse physiologique à l'essoufflement et à la désaturation en oxygène est le halètement. Cette réponse n'est pas contrôlable et peut entraîner un sentiment de perte de contrôle – une expérience d'aliénation de son propre corps. La transparence du corps et sa nature évidente sont maintenant remplacées par une sensibilité aiguë à ses demandes et aux limitations qu'il impose au malade. Dans la maladie, vous devez devenir tout ouïe à votre corps, et plus attentive à ses signaux, ses demandes, et ses limitations.

Bien qu'il s'agisse de réponses à un changement corporel négatif, ces types d'adaptabilité comportent aussi un élément créatif. Trouver une nouvelle manière d'effectuer une tâche habituelle, en prenant en compte un ensemble altéré de capacités, pose un défi ; les succès donnent un sentiment d'accomplissement. Par exemple, un kinésithérapeute m'a dit que les patients qui ont fait de la rééducation et qui ont regagné certaines de leurs capacités perdues témoignent d'un haut niveau de satisfaction et d'une amélioration de leur qualité de vie. Être capable d'improviser et de créer de nouvelles manières de compenser une capacité perdue montre la plasticité du comportement et la capacité humaine à s'ajuster au changement.

L'adaptabilité psychologique est de nature différente. Le sociologue Michael Bury [1] a décrit la maladie comme une perturbation biographique. Cette perturbation concerne les choses et les comportements considérés comme acquis (en se concentrant particulièrement sur le corps, qui n'est plus « passé sous silence », comme dirait Jean-Paul Sartre) ainsi que leur cadre explicatif (en soulevant des questions telles que « pourquoi moi ? »). La réponse à cette perturbation se fait par une mobilisation de ressources médicales, financières et culturelles.

La conception de la maladie comme perturbation biographique est éclairante. Devenir malade crée un besoin de trouver un sens à un nouveau récit : le récit de la santé qui a désormais été perturbée par la maladie. Le malade cherche une explication à ses souffrances et à ses limitations ; il doit réévaluer ses vieilles habitudes et relations ; peut-être doit-il abandonner une identité : il doit développer une nouvelle attitude envers son présent et son avenir. Il y a un grand travail d'adaptation dans ces ajustements, et le malade doit parfois réécrire l'histoire de sa vie (« tout allait bien, jusqu'à… »). L'ancien récit avec lequel il décrivait sa vie peut avoir perdu sa pertinence, et un nouveau récit doit être tissé et doté de sens.

---

1. M. Bury, « Chronic Illness as a Biographical Disruption », *Sociology of Health and Illness* 4, 2, 1982, p. 167-182.

Une question qui se présente est comment la vie peut continuer à avoir du sens, à faire sens, lorsqu'on est frappé par la maladie. Les problèmes d'équité et d'abandon s'accompagnent souvent d'amertume, de jalousie et de désespoir. Il peut naître une image de soi dépréciée, endommagée, qui apparaîtra dans les récits du malade (« il m'arrive toujours des ennuis »). Un récit nouveau ou modifié devra aborder ces problèmes, et faire le lien entre l'ancien et le nouveau récit de soi.

Les mécanismes d'acceptation, de normalisation, de mobilisation stratégique de ressources, d'accommodation et de déni jouent tous une part importante dans l'adaptabilité psychologique. Les changements dans le sentiment d'identité d'une personne sont habituels, et patients comme chercheurs emploient des concepts tels que résilience, lutte et perturbation pour décrire l'expérience de la maladie. Une exception intéressante vient d'une étude sur l'attitude de Londoniens de l'*East End* à l'égard de la maladie, intitulée *Hard Earned Lives* [« Des vies durement gagnées »], qui décrit leur stoïcisme joyeux et leur pragmatisme vis-à-vis de la maladie. L'explication à leur optimisme singulier est apportée par l'auteur, Jocelyn Cornwell[1]. Ces personnes, dit-elle, considèrent la maladie comme une partie normale de la vie et utilisent des termes tels que « maladie normale » et « problèmes de santé qui ne sont pas des maladies ». Cette attitude rend la maladie plus facile à accepter, car ceux qui en sont touchés ne se sentent pas injustement harcelés par la mauvaise santé. Il est possible d'imaginer des attitudes similaires venant de patients plus âgés qui se sentent au crépuscule d'une vie longue et heureuse.

Même au sein de la contrainte psychologique créée par la maladie, certaines réponses adaptatives positives sont notables. Par exemple, un thème adaptatif qui apparaît de manière proéminente dans certaines études est celui de la reprise de contrôle sur une direction de vie perturbée. D'autres thèmes adaptatifs incluent la confrontation à la perte, la lutte pour la normalité, la reformulation de soi, le dépassement de la souffrance et le courage face à l'adversité. Ces thèmes adaptatifs témoignent d'une exploration continue de soi et d'une création de sens face à un environnement hostile.

L'adaptabilité est aussi exprimée au niveau social. Ici, les groupes de défense des patients, l'activisme thérapeutique et les recherches conduites par les patients sont des exemples de réponses adaptatives positives. D'autres types d'adaptation sociale peuvent consister à trouver de nouvelles activités que le malade peut partager avec autrui pour remplacer les activités de groupe qui ne sont plus réalisables du fait de la maladie.

1. J. Cornwell, *Hard-Earned Lives* : *Accounts of Health and Illness from East London*, London, Routledge, 1985.

Par exemple, une femme avec une maladie chronique respiratoire qui ne peut plus faire de longues randonnées en montagne a remplacé cette activité de groupe par du taï-chi, une forme plus douce d'activité physique qui peut être faite en groupe.

Le changement temporel, qui sera discuté dans les deux prochains chapitres, est notable. Un temps accru est accordé à chaque activité, ce qui à son tour peut faire que cette personne commence à se sentir plus vieille que son âge, plus « inutile » ou plus handicapée qu'elle ne l'est. Avec le ralentissement de ses mouvements, la différence de rythme entre elle et les autres devient évidente. Elle a besoin de traduire le rythme de la bonne santé (« c'est dix minutes à pied » ; « il est très facile d'aller là-bas ») en son propre tempo idiosyncrasique.

L'incertitude du devenir de la maladie conduit certains à ancrer leur vie dans le présent, en nourrissant une certaine retenue quant à l'enthousiasme vis-à-vis du futur, l'élaboration de projets sur le long terme ou la tenue d'objectifs fixes. La maladie peut restreindre la capacité à imaginer des scénarios futurs, ce qui entraîne un rétrécissement supplémentaire du monde du malade.

Au sein de ces restrictions, les malades peuvent s'adapter en développant une capacité à vivre dans le présent. Ils peuvent penser moins fréquemment à l'avenir et regretter moins intensément leur vie antérieure. Les attentes envers un futur particulier peuvent être modifiées ou remplacées par d'autres attentes plus modestes. On parle souvent d'une capacité à comprendre la fragilité et le caractère éphémère de la vie, tout en appréciant la bonté et la valeur de celle-ci, comme un trait marquant de la maladie. Cette idée précieuse est un autre des aspects créatifs apportés par l'expérience de la maladie. Comme Sigmund Freud écrit dans « Passagèreté », « s'il existe une fleur qui ne fleurit qu'une seule nuit, sa floraison ne nous en paraît pas moins magnifique »[1].

Ce qui peut apparaître à l'infirmière comme un temps très court dans la salle d'attente est une longue période d'agonie pour la personne qui attend des résultats d'examens. Les temps d'attente, les périodes séparant une consultation de la prochaine, ou l'attente des appels téléphoniques du docteur, ont longtemps été décrits comme les pires aspects du système de soin public. La patience requise pour être un patient demande à ceux qui disposent du moins de temps (à la fois parce qu'ils ne vivront peut-être pas longtemps et parce qu'être malade est chronophage) de le passer à attendre : attendre les résultats d'examens, attendre de voir le docteur, attendre le prochain rendez-vous, attendre que les antalgiques fassent

---

1. S. Freud, *Actuelles sur la guerre et la mort et autres textes*, trad. fr. J. Altounian, A. Bourguignon, A. Cherki, P. Cotet, A. Rauzy, Paris, P.U.F., 2012.

effet. Le temps passé dans la douleur ou l'inconfort est vécu comme lent et long.

Les équipes médicales, d'un autre côté, peuvent sentir que le temps passe à toute vitesse quand elles sont occupées au travail. Par conséquent, les équipes médicales et le malade vivent différemment la temporalité de la maladie. Ces différentes expériences du temps contribuent au décalage fondamental entre le modèle objectivement perçu, naturaliste, de la pathologie et l'expérience vécue de la maladie. Il s'agit d'un autre exemple illustrant comment l'introduction d'une approche phénoménologique dans la formation médicale peut traiter ce décalage et aider le médecin et le malade à façonner ensemble la dimension temporelle de la maladie et à mieux se comprendre l'un l'autre.

Un autre aspect de l'adaptabilité et des réponses créatives à la maladie et au handicap est celui de l'extension du corps. Comme le souligne Merleau-Ponty, les dispositifs extérieurs tels qu'une canne peuvent devenir une partie intégrante de son corps vécu. Lorsqu'un outil tel qu'une voiture ou un instrument de musique devient intimement familier et incorporé dans nos pratiques quotidiennes, il ne s'agit plus d'un objet externe, mais d'un élément du schéma du corps vécu. Si mon vélo a une crevaison, je ressens la panne comme impactant ma mobilité, et non pas seulement celle du vélo.

Si nous appliquons cette idée aux équipements médicaux, nous pouvons voir que l'utilisation d'un fauteuil roulant, par exemple, est novatrice dans deux sens. D'abord, une partie du corps est utilisée pour compenser la perte de fonction d'une autre (l'utilisation des mains à la place des jambes pour se mouvoir). Ensuite, un artefact externe est utilisé pour compenser la perte de fonction. Dans la description de Merleau-Ponty, le fauteuil roulant devient incorporé dans le schéma du corps vécu et n'est plus vécu comme une addition externe. Il écrit :

> Le bâton de l'aveugle a cessé d'être un objet pour lui, il n'est plus perçu pour lui-même, son extrémité s'est transformée en zone sensible, il augmente l'ampleur et le rayon d'action du toucher, il est devenu l'analogue d'un regard [1].

Il s'agit d'une perspective additionnelle sur la vue du corps-comme-outil que j'ai présentée auparavant. Heidegger construit une analyse sophistiquée sur l'outil et affirme que nous ne pouvons remarquer les objets que lorsqu'ils cessent de fonctionner, disparaissent, ou constituent un obstacle. Il nomme ces situations, respectivement, l'imposition, la saturation et l'insistance des objets. Nous pouvons penser nos corps

---

1. M. Merleau-Ponty, *Phénoménologie de la perception*, *op. cit.*, p. 167.

comme similairement imposants et insistants lorsqu'ils cessent de faire ce que nous attendons d'eux. Mais il est aussi intéressant de penser aux manières avec lesquelles un dysfonctionnement gênant du corps peut être amélioré par l'ajout d'un outil pour créer un hybride. Un aveugle avec un bâton, un paraplégique dans un fauteuil roulant, et un patient atteint de LAM avec une bouteille d'oxygène sont des exemples d'hybrides. Les outils peuvent nous aider à dépasser l'imposition du corps malade ou handicapé.

Plus tôt dans ce chapitre, j'ai expliqué comment la maladie crée un fossé entre le corps biologique et le corps vécu. Mais une deuxième étape, de réconciliation, est possible, lorsque le corps biologique transformé par la maladie est réunifié avec le corps vécu. La réunification se produit par l'acceptation, la tolérance nouvelle, et même la joie retrouvée envers le corps biologique altéré, pathologique. Les deux sont réconciliés par l'appropriation du corps transformé et son intégration dans l'expérience de la maladie. Cette synthèse peut prendre de nombreuses années à s'accomplir, mais elle est une des réussites créatives possibles dans la maladie.

Le bonheur et une bonne vie sont possibles même au sein des contraintes de la maladie. Mais les atteindre mobilise un ensemble nouveau d'outils conceptuels (tels que la santé dans la maladie, l'adaptabilité) et un cadre métaphysique qui privilégie l'expérience de la maladie et la nature incarnée de l'existence humaine (la phénoménologie).

Quelles sont les conséquences de cette approche ? Quels changements concrets peut-elle apporter aux pratiques de soin ? Je pense que le personnel médical devrait adopter une approche plus large, moins exclusivement naturaliste, s'il veut aider ses patients malades chroniques à maintenir leurs habitudes, leurs activités et leurs buts. L'approche naturaliste donne une image étroite, biologique de la maladie, qui ne nous aide pas à comprendre l'expérience de la maladie.

Comme les médecins le disent eux-mêmes, l'approche phénoménologique peut être perçue comme menaçante par certains professionnels de la santé. Leur situation nécessite une séparation stricte entre leur vie et celle des patients – un langage objectif et aseptisé, et un manque d'engagement avec les aspects sociaux et émotionnels de la maladie. L'approche naturaliste fournit une protection contre ce qui est personnel, alors que l'approche phénoménologique nécessite un tel engagement.

Si les médecins veulent aider les patients malades chroniques et handicapés, les questions qu'ils devraient poser sont : comment la maladie a-t-elle changé votre vie ? Quels aspects de la maladie vous affectent-ils le plus ? Comment ses effets peuvent-ils être diminués ? Des questions de ce type, phénoménologiquement informées, ouvrent la possibilité d'une adaptabilité créative qui peut permettre une bonne vie avec la maladie. Elles tiennent pleinement compte du contexte, de l'expérience et des relations de la personne malade, et elles aident celle-ci à maintenir une texture de vie qui, bien que modifiée, reste riche malgré tout, même en l'absence de résolution médicale de la maladie.

CHAPITRE IV

CRAINDRE LA MORT

Il s'agit d'une des nombreuses questions qu'affrontent les gens malades, du moins ceux qui ont un mauvais pronostic : comment devons-nous nous préparer à la mort ? Bien sûr, c'est une question qui se pose à chacun, d'une manière ou d'une autre, dès qu'on se rend compte de la finitude de sa propre existence. Savoir que nous sommes mortels est un lourd fardeau, et pour de nombreux philosophes cultiver une attitude appropriée vis-à-vis de notre mortalité est une des clés pour mener une bonne vie. Certains, comme Socrate, Cicéron et Montaigne, pensent que la pratique de la philosophie consiste à apprendre à mourir, car la pratique de la pensée pure sépare l'âme du corps. Comme a écrit Montaigne dans « Que philosopher, c'est apprendre à mourir », un de ses *Essais :* « l'étude et la contemplation ne retirent aucunement notre âme hors de nous, et l'embesognent à part du corps qui est quelque apprentissage et ressemblance de la mort »[1].

Montaigne présente un deuxième argument, plus convaincant, pour défendre l'idée que la philosophie nous prépare à la mort : « toute la sagesse et discours du monde se résout enfin à ce point, de nous apprendre à ne craindre point à mourir ». Le rôle pratique, ou thérapeutique, de la philosophie est de nous préparer à rencontrer la mort avec équanimité. Se préparer à la mort est par conséquent une leçon sur la manière de bien vivre. Comme dit Socrate, ceux qui pratiquent la philosophie « s'exercent à mourir » à juste raison et « il n'y a pas homme au monde qui ait moins qu'eux peur d'être mort »[2]. La philosophie peut nous aider à bien vivre en nous aidant à cultiver une attitude appropriée envers notre finitude.

1. Montaigne, *Essais. Livre premier*, Paris, Gallimard, 2009, p. 221.
2. Platon, *Phédon* 67d, trad. fr. M. Dixsaut, Paris, Flammarion, 1991.

La mort est un problème central pour l'humanité, en particulier pour les malades qui ressentent des inquiétudes concrètes et imminentes à ce sujet. Mais comment la phénoménologie peut-elle affirmer quoi que ce soit à propos de la mort ? Si la phénoménologie est l'étude des expériences vécues et que la mort est la fin de la vie et de l'expérience, comment peut-il y avoir une phénoménologie de la mort ? La réponse est que cette phénoménologie n'est pas une analyse de la mort, mais plutôt celle de notre *peur* de la mort. La phénoménologie nous sera donc utile lorsque nous tentons de comprendre et d'analyser cette peur, lorsque nous réfléchissons à cette expérience qui est celle de penser à la mort. La phénoménologie ne cherche pas à analyser la mort en elle-même, mais plutôt notre *relation* à elle. Et comme nous le verrons dans ce chapitre, il y a de bonnes raisons de penser que la mort en soi ne nous fera aucun mal, alors qu'il est certain que notre peur de la mort nous en fait.

Heidegger décrit la conscience de la mortalité comme une présence constante dans la vie et il renomme l'existence humaine « être pour la mort »[1]. Qu'est-ce que l'existence humaine, dit-il, sinon une étendue limitée de la naissance à la mort ? L'existence humaine est marquée par sa finitude et sa limitation, et ceux qui ignorent ce fait sont engagés dans une poursuite futile, et essayent de contourner l'incontournable. Pour pleinement comprendre la vie, selon Heidegger, il *faut* se comprendre comme fini[2].

Le philosophe grec Épicure (341-270 av. J.-C.) adopte une position différente en soutenant que la peur de la mort est irrationnelle.

> Ainsi, le plus effroyable des maux, la mort, n'est rien pour nous, étant donné, précisément, que quand nous sommes, la mort n'est pas présente ; et que, quand la mort est présente, alors nous ne sommes pas. Elle n'est donc ni pour les vivants ni pour ceux qui sont morts, étant donné, précisément, qu'elle n'est rien pour les premiers et que les seconds ne sont plus[3].

Aussi longtemps que vous êtes en vie, la mort n'est rien pour vous. Et une fois que vous êtes morts, vous ne pouvez plus ressentir quoi que ce soit, y compris la peur. La vie et la mort sont mutuellement exclusives. En y réfléchissant attentivement, dit Épicure, nous réalisons que ce dont nous avons vraiment peur n'est pas la mort, mais d'être en train de mourir,

---

1. M. Heidegger, *Être et temps*, § 51-53.
2. Par opposition à « infini », notre mortalité et nos possibilités. [NdT]
3. Épicure, *Lettres, maximes et autres textes*, trad. fr. P.-M. Morel, Paris, Flammarion, 2011, p. 98.

la douleur de la maladie et du déclin. Il n'y a rien à craindre de la mort en soi, car la mort est un état de non-existence. Il est incohérent de dire que vous avez peur de ne plus exister, car ne pas exister c'est simplement ne pas être : comment cela pourrait-il être craint ? Épicure pensait que ceux qui craignent la mort sont confus et doivent recourir à des arguments rationnels, comme ceux qu'il nous a donnés, pour dépasser cette peur.

Laquelle de ces deux opinions est la plus convaincante ? D'une certaine manière, Épicure a raison. Si je ne crois pas à la persistance de mon esprit après la mort de mon corps, qu'y a-t-il à craindre ? Je n'ai pas peur de la non-existence. Cependant, il y a d'autres choses à regretter dans la mort. On peut penser au deuil des autres, aux occasions manquées, et à la nécessité d'emprunter un chemin de vie différent de celui que l'on désirait. Nous allons méditer sur ces deux points de vue.

Être pour la mort

Heidegger pense qu'on ne peut pas considérer la mort comme détachée de la vie, ce que semble pourtant affirmer Épicure. Au contraire, la seule manière pour nous de comprendre pleinement notre existence, c'est de la considérer comme finie. La vie, pour Heidegger, est un mouvement constant vers la mort. Sa formulation de l'existence humaine comme « être pour la mort » capture l'essence temporelle de l'existence humaine. Cette essence temporelle nous condamne à être constamment propulsés à travers le temps en direction de notre propre annihilation. Cette annihilation n'est pas un apogée ou un accomplissement. Contrairement à un fruit arrivant à maturation, ou à l'écriture d'un roman, qui culmine dans la publication d'un ouvrage, la vie humaine ne finit sur rien. Il manque un but final, ou *telos*, à la vie humaine, que possèdent le fruit mûr et le roman terminé. Nous sommes propulsés à travers la vie, mais pour quel but final ? Aucun, dit Heidegger. Il n'y a rien à la fin. C'est à ce fait que nous nous devons de donner un sens.

Notre mortalité est à la fois un fait majeur de l'existence humaine, un élément structurant de la vie humaine et de la conscience, et quelque chose qui n'a aucune signification. C'est tout simplement ainsi. Nous sommes finis. Quelle utilité d'y penser ? Pourquoi Heidegger ne se fait-il pas épicurien et n'affirme-t-il pas que « si tu ne peux pas t'en défaire, alors cesse de la combattre » ? Parce que Heidegger pense que, bien qu'incapables de nous défaire de notre mortalité, nous sommes toutefois obligés de comprendre notre finitude, de saisir notre mortalité, afin d'être capables de mener une vie bonne ou ce qu'il appelle une vie authentique.

Il est essentiel de saisir notre mortalité pour être authentique, car nous pourrions autrement développer une attitude inappropriée au temps et aux événements. Sans une compréhension de notre finitude, nous pourrions gaspiller du temps, nous pourrions nous considérer bêtement comme immortels et donc réagir aux situations de manière déplacée. Surtout, nous ne serions pas capables de nous concevoir comme temporels, comme existant dans le temps, et donc incapables de comprendre notre structure. La compréhension de soi, pour Heidegger, s'appuie sur notre compréhension de nous-mêmes comme créatures finies, limitées, qui sont avant tout temporelles. Nous existons dans le temps et en tant que temporalité : nous changeons avec le temps ; notre existence passée fait de nous ce que nous sommes au présent ; et nous faisons des projets pour l'avenir dans lesquels nous nous engageons.

Pour comprendre le sens de notre existence, nous devons d'abord voir notre vie comme une étendue de la naissance à la mort, ou comme essentiellement temporelle. Nous devons comprendre notre non-existence au-delà des deux extrémités, en particulier celle de notre mort, car nous nous dirigeons inexorablement vers cette dernière. Après s'être formés une opinion adéquate de notre structure temporelle, nous pouvons ensuite la remplir de sens, permettant l'émergence d'une compréhension authentique. Cette compréhension authentique s'appuie sur une compréhension de soi comme union du passé, du présent et du futur, chaque mode temporel affectant les deux autres. Cette union temporelle des trois modes décrit la structure de l'existence humaine. Les contenus varient d'un individu à l'autre, mais ces différences sont contingentes alors que la structure est essentielle. Comme l'écrit Heidegger : « La finitude n'est pas une propriété qui nous est simplement adventice, mais c'est le *mode fondamental de notre être* »[1].

Tout comme Merleau-Ponty, Heidegger était phénoménologue. Lui aussi pensait que l'expérience vécue est la clé de la compréhension de soi. Mais une caractéristique majeure de la mort, dans une perspective phénoménologique, est que nous n'expérimentons jamais notre propre mort. La mort n'est ni un phénomène contenu au sein de notre horizon expérimental, ni une expérience que nous traversons. Il est important de préciser que Heidegger n'est pas en train de proposer une analyse de ce qu'il appelle le décès, l'événement qui termine la vie. Heidegger ne s'intéresse pas à l'événement qui transforme un corps vivant en un

---

1. M. Heidegger, *Les concepts fondamentaux de la métaphysique*, trad. fr. D. Panis, Paris, Gallimard, 1992, p. 22.

cadavre. Plutôt, son analyse se concentre sur les manières avec lesquelles notre existence est modelée par la mortalité et comment la vie est, paradoxalement, un processus vers la mort. Heidegger ne propose pas une phénoménologie de la mort, mais une analyse de l'être pour la mort, une phénoménologie de l'existence mortelle, finie.

Heidegger ne nous présente pas, non plus, une phénoménologie de la mort des autres. Bien que la mort de quelqu'un puisse être un événement irrévocable et profond pour moi, il m'est impossible de vivre sa mort. Tout au plus, je ressens ma perte. Comme l'écrit Heidegger,

> La mort certes se dévoile comme perte, mais plutôt comme une perte que les survivants éprouvent : dans cette épreuve, ne devient point comme telle accessible la perte d'être « éprouvée », « subie » par le mort lui-même [1].

L'analyse de Heidegger nous apporte donc une description phénoménologique non pas de la mort, mais de notre relation à la mort, ou, en d'autres termes, de notre mortalité. À cause de l'inaccessibilité de la mort, elle ne peut être racontée qu'en identifiant ses effets sur la vie. Il est clair que Heidegger ne se concentre pas sur le moment du décès, qui est expérimentalement inaccessible ; je peux expérimenter le fait d'être malade, ou même d'être en train de mourir, mais pas la mort en soi. Plutôt, il se concentre sur l'*anticipation* de la mort et sur notre existence comme être pour la mort.

Heidegger analyse la vie et l'existence quotidienne, et examine comment ces dernières sont modelées et affectées par la mort. Par conséquent, bien que la mort soit externe à l'expérience vécue et ne soit pas un événement au sein de celle-ci, elle influe sur notre existence quotidienne et notre structure, qui est maintenant caractérisée en tant qu'être pour la mort. Dans l'*Histoire du concept du temps*, Heidegger écrit, « Cette certitude que j'ai de mourir un jour est la *certitude fondamentale* [...] pour autant que je suis, je suis *moribundus – le* moribundus *est ce qui donne avant tout son sens au* sum » [2].

La mort est la base de notre existence, car elle nous construit comme temporellement finis. Comme l'écrit Heidegger : « Ce n'est que dans le mourir que je peux dire au sens absolu "je suis" » [3]. Cela influe sur notre

1. M. Heidegger, *Être et temps*, trad. fr. E. Martineau, Authentica (hors commerce), 1985, p. 193.
2. M. Heidegger, *Prolégomènes à l'histoire du concept de temps* [1925], trad. fr. A. Boutot, Paris, Gallimard, 2006, p. 457-458.
3. *Ibid.*, p. 460.

structure temporelle, avant tout sur la notion de projection, que nous avons déjà discutée. Comme nous l'avons déjà dit, nous nous projetons constamment vers notre futur, en faisant des projets, en les réalisant, et en choisissant de poursuivre certaines possibilités plutôt que d'autres. Dans cette projection de nous-mêmes vers notre futur, nous nous projetons nous-mêmes vers notre mort : l'impossibilité d'être quoi que ce soit ou d'avoir de nouvelles possibilités. La mort est la possibilité de ne plus pouvoir-être. Notre mouvement vers le futur est donc un mouvement vers l'annihilation, vers la disparition du pouvoir-être.

Nous pénétrons le futur en nous projetant vers nos possibilités choisies. Mais ce déplacement n'est pas entièrement libre ; il est lié à nos choix et actions passés, tout autant qu'à certaines de nos caractéristiques : les familles, les lieux et les cultures au sein desquels nous avons grandi. Nous sommes historiquement et socialement situés de manières qui nous sont données, plutôt que par le résultat de nos choix. C'est ce que Heidegger appelle notre « être-jeté ». Donc, par exemple, je ne peux pas choisir de devenir une actrice victorienne. Je ne peux pas non plus choisir d'être une nonne médiévale. Je ne peux pas choisir de vivre ma vingtaine autrement que je ne l'ai déjà fait, et les choix que j'ai faits durant ces années limitent les possibilités qui me sont ouvertes à présent. Certaines options ne me sont pas accessibles, et celles qui le sont sont délimitées par les choix que j'ai déjà faits.

Au final, l'existence humaine est décrite par Heidegger comme un « être-jeté projeté ». Je suis jetée dans un monde, une période historique et politique, une race, un état, un genre, une famille, et un passé sur lesquels je n'ai aucun contrôle. Dans ce sens, mon passé est quelque chose dans lequel j'ai été jetée. Mais je me projette aussi constamment vers mon futur, choisissant quelles possibilités poursuivre et lesquelles abandonner. Mon futur est quelque chose dans lequel je me projette activement à travers mes choix. Comprendre l'existence humaine comme un « être-jeté projeté » exprime le fait que la liberté de se projeter, la liberté de modeler son futur, n'est pas sans bornes. Elle est limitée par un passé contingent et un futur limité. La formulation de l'existence humaine comme un « être-jeté projeté » exprime une idée de liberté *délimitée* ou *finie*. Ainsi, la tâche de la philosophie est, selon Heidegger, « de concevoir la liberté dans sa finitude », ou de comprendre notre capacité contrainte à choisir au sein de limitations.

L'idée de liberté délimitée est aussi exprimée dans le fait que la mort n'est pas un objectif ou un événement ordinaire vers lequel nous pouvons nous projeter. Alors que toutes les autres possibilités nous font devenir quelque chose, la mort est la clôture de notre structure temporelle. Elle diffère aussi des autres possibilités par son inévitabilité. Si je peux éviter certaines possibilités et choisir de ne pas m'engager dans certains projets, je ne peux pas choisir de ne pas mourir. « [C] hacun d'entre nous est en dette d'une mort envers la nature et doit être préparé à payer cette dette », comme le dit Freud [1]. Cette nécessité produit une différence entre ma mort et celle des autres. Chaque événement, y compris la mort des autres, a lieu au sein de mon monde et est donc subsumé sous mon horizon expérientiel. Mais ma mort correspond à la clôture de mon horizon expérientiel : elle est la possibilité de l'impossibilité de l'existence.

Nous ne possédons pas seulement une structure finie, nous sommes aussi dotés de la capacité à concevoir notre finitude. Cette capacité, unique aux êtres humains, est celle de comprendre que nous allons mourir et de devoir vivre comme des êtres finis. La mort n'est pas seulement un fait objectif qui nous structure comme temporellement finis. Ce fait se reflète aussi dans la manière dont nous vivons notre vie. La mort n'est donc pas seulement un point final externe, elle est aussi une pression interne sur nos manières de vivre, ainsi que sur les types de projets et les choix qui nous sont offerts. Bien que nous ne l'exprimions peut-être pas explicitement, nous élaborons toujours nos projets sous un horizon de finitude temporelle. Les projets que nous concevons s'étendent – au mieux – sur les décennies à venir, pas sur les prochains millénaires ; nous ne nous engageons pas dans des projets personnels qui ne peuvent pas être accomplis au sein d'une vie humaine.

La mort est donc une limitation qui apparaît, entre autres choses, dans les types d'objectifs que nous choisissons de poursuivre et les projets que nous faisons. Elle est donc implicitement présente dans notre conscience et dans notre conception de soi. Plus généralement, nous pouvons affirmer que la mort est un accompagnement constant ou une condition à tous les événements au sein de la vie ; elle est toujours là en tant que possibilité, quoi que je fasse.

La mort est une ombre constante accompagnant chaque action, même si nous n'y pensons jamais. Parce qu'elle est constamment, même implicitement, présente dans la vie, le projet phénoménologique de comprendre la mort exige de *comprendre la vie comme finie*. La mort est un sujet et un type de projection unique qu'il nous faut affronter. C'est cette relation à la mort que Heidegger explore et la raison de l'accent qu'il met sur l'existence *vers* la mort, plutôt que sur la mort en soi.

---

1. S. Freud, *Actuelles sur la guerre et la mort et autres textes*, *op. cit.*, p. 18.

Mais la projection vers la mort est une projection unique et problématique. Phénoménologiquement, comme nous venons de le noter, il s'agit d'une projection vers quelque chose qui ne peut pas être vécu. C'est une projection vers quelque chose que nous ne sommes *pas*, vers l'annihilation. L'être pour la mort, c'est donc une projection vers l'oblitération. Cela fait de notre existence un mouvement continu vers l'extinction, où la mort est l'aboutissement paradoxal de l'existence. Comme Heidegger le formule, la mort est la *possibilité de l'impossibilité de toute existence :* mon monde disparaît avec moi.

Bien que d'autres possibilités nous donnent une identité, quelque chose à devenir, la mort ne nous donne rien à devenir, aucun rôle ni aucune identité personnelle. Si je choisis d'être une exploratrice polaire, ce choix me donne une identité, un projet : il me donne quelque chose à devenir. La mort, par contre, ne nous donne rien à devenir, et dans ce sens, elle n'est pas un type de possibilité ordinaire. Au contraire, la mort détruit l'être humain, qui est toutefois obligé de se déplacer constamment vers elle. Bien que le mouvement soit certain, l'heure et la manière de notre mort restent indéfinies, elle est donc un accompagnement constant de chacun des moments de notre existence. Nous savons que la mort sera notre fin, mais nous ne savons pas quand ni comment. Cela la rend d'autant plus importante dans notre compréhension de soi.

Heidegger désigne trois traits caractéristiques de la mort : elle est *la plus propre*, *absolue*, et *indépassable*. Les termes « la plus propre » indiquent l'appartenance essentielle de la mort à chaque individu. Cette caractéristique isole la mort comme quelque chose qui ne peut pas être ôté à un individu particulier ou passé à quelqu'un d'autre. La mort est différente des autres attributs ou responsabilités, qui peuvent être donnés à une personne différente. Quelqu'un d'autre peut donner mon cours si je suis malade, ou se porter volontaire pour donner du sang à ma place. Mais la mort est la plus propre car, même si quelqu'un d'autre sacrifie sa vie pour moi, il faudra tout de même que je meure.

La deuxième caractéristique, absolue, exprime l'effet individualisant de la mort. La mort isole chaque personne et coupe ses relations aux autres. La mort nous dissocie de nos amis et de nos familles, de nos relations avec les gens, les animaux ou les choses. La mort nous dissocie de nos liens avec le monde. Elle nous retire du réseau de relations et de significations qui constituent notre monde. Lorsque nous affrontons la mort, nous sommes donc confrontés à notre existence individualisée, pure, séparée de notre monde, de nos amitiés et de nos liens aux objets et aux personnes.

La troisième caractéristique, indépassable, est une combinaison de deux autres attributs, la *certitude* de la mort et son *indéfinition*. Parce qu'elle est certaine, la menace de la mort pèse constamment sur nous. Parce qu'elle est indéfinie – c'est-à-dire, que nous ne savons pas quand nous allons mourir – nous sommes constamment anxieux qu'elle survienne. Par conséquent, nous ne pouvons pas dépasser la mort, pour ainsi dire. Nous ne sommes pas capables de la maintenir immobile tout en nous déplaçant dans le temps, comme nous pouvons le faire avec d'autres événements. Prenez, par exemple, la visite d'un ami. Nous pouvons attendre une visite prévue pour la semaine prochaine : c'est devant nous, dans le futur. Une semaine plus tard, le jour de la visite arrive. La visite a alors lieu : c'est maintenant, dans le présent. Une fois qu'elle s'est terminée, nous pouvons la considérer comme un événement du passé – un événement qui a déjà eu lieu et qui a été temporellement dépassé. La mort ne peut pas être similairement dépassée. Aussi longtemps que j'existe, elle est toujours en face de moi et sa survenue est toujours indéfinie.

Le roman de 1935 de Nabokov, *Invitation au supplice* est une exploration littéraire de ce jeu entre la certitude et l'indéfinition de la mort. Le protagoniste, Cincinnatus, est un condamné à mort, attendant son exécution. Cincinnatus est tourmenté à plusieurs reprises par les fausses annonces de son exécution imminente, faites par son geôlier sadique. À ce sujet, il note,

> Une condamnation à mort trouve sa compensation dans la connaissance exacte de l'heure du supplice. Luxe énorme, soit ! mais pleinement mérité. Or, on me laisse dans une incertitude supportable seulement pour des gens en liberté[1].

La mort est une possibilité qui est distinctement et seulement toujours imminente. Il s'agit de quelque chose que chaque individu doit prendre sur soi en toute situation, mais qui ne peut être contrôlé, surpassé, ou temporairement déterminé comme d'autres événements.

Nous nous dirigeons constamment vers notre mort. Nous *anticipons* toujours la mort : la mort est toujours et seulement quelque chose qui est à venir. Nous ne nous attendons jamais à sa réalisation, parce que la mort ne nous donne rien à réaliser. Anticiper la mort revient simplement à vivre comme fini et, par conséquent, à comprendre plus pleinement notre structure. Pour Heidegger, comprendre notre finitude révèle notre capacité

1. V. Nabokov, *Invitation to a Beheading*, London, Weidenfeld & Nicolson, 1959, p. 14, cité dans *Nabokov ou la cruauté du désir : lecture psychanalytique*, trad fr. M. Couturier Seyssel, Champ Vallon, 2004, p. 150.

à être, les manières avec lesquelles nous pouvons exister comme fini. Et, surtout, au sein de ces différentes manières d'exister, notre finitude révèle la possibilité d'une existence authentique.

Notre relation à la mort n'est pas quelque chose que nous devons simplement comprendre de manière théorique. Être pour la mort est une position active pratique. Notre manière d'être pour la mort révèle les possibilités vers lesquelles nous nous projetons, notre mouvement particulier vers le futur. Au final, dit Heidegger, lorsque nous anticipons la mort, cela nous libère, parce que la mort illumine toutes les autres possibilités comme faisant partie d'une structure finie. Considérer la finitude de telles structures nous permet de considérer notre existence comme un tout limité. Cette compréhension, encore une fois, n'est pas théorique, mais pratique, réalisée. Nous ne nous *comprenons* pas seulement comme un tout fini, mais aussi nous *existons* tel quel. Lorsque nous nous comprenons comme un tout fini nous avons une meilleure compréhension de l'existence humaine, de ce qui est possible pour nous et de ce que signifie l'existence.

Il y a deux manières pour nous de répondre à notre mortalité : authentiquement et inauthentiquement. Nous pouvons choisir une réponse authentique à la mort, de vivre la vie avec une compréhension de sa finitude. Cette attitude ouvre pour nous la possibilité de nous engager authentiquement dans notre existence, maintenant que nous l'avons plus pleinement comprise *comme finie* et que nous avons intégré notre compréhension de nous-mêmes comme être-jeté projeté ou temporalité finie. Nous pouvons, alternativement, nous échapper de la mort et la dissimuler en l'ignorant. Heidegger appelle cette attitude « inauthentique ».

Ces deux attitudes face à la mort, authentique et inauthentique, ne sont pas simplement philosophiques ou abstraites. Ces attitudes sous-tendent nos soucis pratiques quotidiens et nos types d'engagement avec le monde, parce que toutes nos actions s'effectuent au sein d'un horizon temporellement fini. Par conséquent, personne n'est épargné d'un type d'attitude envers la mort, même s'il s'agit d'une d'évasion. Que nous assumions une attitude authentique envers la mort en affrontant résolument notre finitude, ou que nous nous échappions de notre mortalité, nous sommes toujours contraints par la mort.

Quelle est donc la vie authentique qu'Heidegger propose ? Vivre authentiquement comporte ce qu'Heidegger nomme la transparence, d'avoir une bonne vue d'ensemble de sa vie. Et cela en retour demande deux choses : de comprendre pleinement les situations individuelles et d'avoir une compréhension cohérente de son existence temporelle – le passé (la naissance), le présent, et le futur (la mort). Afin de gagner en transparence et de devenir capable d'être authentique, il est essentiel de saisir notre mort.

Mais de quelle manière devons-nous saisir notre mort? Heidegger semble dire que notre conscience de la mort doit être un accompagnement constant à chaque moment de la vie. Que chaque moment de vie doit être compris comme unique, irréversible, nous rapprochant de la mort. Puisque le temps ne se déplace que vers l'avant et puisque nous sommes temporellement finis, chaque moment est un élément essentiel de notre arc de vie de la naissance à la mort. Nous devons prendre la responsabilité de notre manière de vivre parce qu'il n'y a pas de seconde chance. J'ai choisi de vivre ce jour d'une manière particulière, et il n'y a pas de retour en arrière. Apprécier notre finitude nous permet de vivre chaque moment en l'appréciant pleinement et distinctement, et conscients de la responsabilité que comporte cette approche.

Le quadruple remède d'Épicure

Du point de vue d'Épicure, le principal obstacle au bonheur est l'inquiétude, qui a de nombreuses sources. Mais si nous mesurons l'irrationalité de nos inquiétudes et vivons selon quatre convictions simples, la souffrance et l'inquiétude disparaîtront de notre vie. Il pensait que les êtres humains sont fondamentalement rationnels, et que les peurs et inquiétudes qui emplissent nos esprits peuvent être dissipées si nous prenons le temps et faisons l'effort de penser clairement à celles-ci. Son opinion a été résumée par Philodemus, un philosophe épicurien, en un quadruple remède (*tetrapharmakon*).

Le quadruple remède concerne, dans notre vie, les sources fondamentales de peur et de souffrance. Il consiste en ceci :

> Ne craignez pas Dieu,
> Ne vous inquiétez pas de la mort ;
> Ce qui est bon est facile à obtenir, et
> Ce qui est terrible est facile à endurer.

Craindre Dieu (ou les dieux, au temps d'Épicure) est un type erroné d'émotion que nous pouvons ressentir. Les dieux, selon Épicure, ne se préoccupent ni de nous punir ni de nous récompenser, et ils ne dirigent pas non plus le monde. Les dieux sont plutôt comme des êtres humains abstraits, parfaitement tranquilles, qui ne sont pas concernés par nos affaires. Au mieux, ils peuvent être érigés en exemple, du fait de leur tranquillité et leur équanimité. Puisqu'ils ne sont pas là pour nous punir ou nous récompenser, il n'est pas nécessaire de les craindre. (Je survole certaines subtilités ; mon but n'étant pas de faire une description complète de la philosophie d'Épicure, mais de discuter les aspects de sa philosophie qui sont pertinents par rapport à la mort.)

Nous avons déjà vu pourquoi il ne faut pas s'inquiéter au sujet de la mort, selon Épicure. Si la mort est un état de non-existence, il n'y a rien qui *ressemble* à être mort. Être mort n'est ni douloureux, ni ennuyeux, ni triste, ni rien d'autre de ce type. Être mort, c'est la même chose que de ne pas être conçu. Nous ne sommes jamais tristes des moments que nous avons manqués avant d'exister. Nous ne nous inquiétons jamais de notre non-existence prénatale. De même, dit Épicure, il ne faut pas être importuné par notre non-existence posthume.

Ce qui pourrait nous troubler (et à mon avis, à juste titre), c'est la pensée d'une mort douloureuse. C'est ici que la quatrième proposition est pertinente : ce qui est terrible est facile à endurer, dit Épicure. L'idée est qu'une souffrance terrible ne peut être que de courte durée, alors qu'une souffrance plus longue est moins aiguë ; sinon, elle serait létale. Je trouve que cet argument est le moins convaincant, bien qu'il soit dit qu'Épicure lui-même a souffert en silence de la douleur terrible provoquée par des calculs rénaux, qui ont fini par causer sa mort. Il pensait que la douleur physique – qui est terrible – est facile à endurer avec de bons amis et un verre de vin pour nous consoler. Les souffrances physiques d'Épicure étaient largement atténuées par le fait de revivre mentalement les souvenirs plaisants.

Peut-être, cependant, cette relecture historique de la mort d'Épicure n'est-elle que peu rassurante. Pour nous, la situation est en un sens plus tolérable. Avec les progrès dans le contrôle de la douleur, la mort n'est plus aussi douloureuse qu'auparavant, bien qu'elle puisse être dégradante et effrayante, et que la douleur ne soit pas toujours contrôlée avec succès. À mon avis, cette peur est insuffisamment combattue par le quadruple remède et reste à juste titre une peur troublante, en particulier dans le contexte du débat sur le droit à mourir dignement et sans souffrance, au risque d'écourter la vie du mourant.

Pour finir, pourquoi Épicure nous dit-il que ce qui est bon est facile à obtenir ? Nous sommes sûrement nombreux à vouloir être riches, célèbres ou admirés, et rien de tout cela n'est facile à obtenir. Mais Épicure ne pense pas que la richesse, la célébrité et l'admiration soient de bonnes choses. Les vraies bonnes choses sont seulement celles qui viennent de l'intérieur. Ce sont les choses qui ne peuvent pas être enlevées, contrairement à la richesse et à la gloire qui sont externes et peuvent facilement être perdues. Donc être dépendant de la richesse, du vin onéreux ou de l'admiration de la part d'inconnus pour être heureux nous rendrait vulnérables aux caprices de la fortune. Si je dépends de ma richesse pour mon bonheur et que ma richesse disparaît, je suis condamnée à la misère.

Quelles sont donc les vraies bonnes choses, les choses qui ne peuvent nous être enlevées ? Un des objectifs principaux de la philosophie d'Épicure est de nous faire réaliser la modestie de nos besoins et la quantité de plaisir que nous pouvons tirer de choses simples, de nous aider à cultiver la conviction (plaisante) que nous continuerons à posséder ces choses. Épicure veut aussi que nous comprenions que la culture de désirs non nécessaires peut, en définitive, nous mener à souffrir, car la dépendance vis-à-vis des plaisirs extérieurs diminue notre auto-suffisance. En nous enchaînant aux choses extérieures plaisantes, nous nous exposons, à terme, à des souffrances (mentales ou physiques) lorsque ces choses nous seront hors d'atteinte. Épicure n'est pas un ascète et il ne pense pas que le luxe et le superflu soient intrinsèquement mauvais. C'est seulement leur potentiel à nous causer des souffrances, en cas d'absence, qui le rend suspicieux envers ces plaisirs dispensables.

L'amitié et la tranquillité sont deux choses vraiment bonnes qui sont partiellement indépendantes des circonstances extérieures. La tranquillité, en partie, provient de la compréhension qu'il n'y a rien à craindre de la mort, particulièrement lorsque nous prenons le point de vue que Goethe appelle « l'éternité du présent » : être ici et maintenant, en chérissant le présent sans se préoccuper du devenir de nos plans et de nos projets.

Le quadruple remède repose sur certains présupposés métaphysiques relatifs à la nature de l'existence humaine et à la psychologie humaine. Dans le but de comprendre pourquoi, selon Épicure, nous ne devons pas craindre la mort, nous devons faire l'examen de ces présupposés et expliquer son approche psychologique et morale de la vie humaine – à savoir, l'hédonisme.

L'hédonisme épicurien

Selon Épicure, tous les sentiments se divisent en plaisirs et souffrances. Tout notre vécu se réduit à ces sensations : les choses sont vécues comme plaisantes (un bon repas, notre air préféré) ou déplaisantes (des ongles crissant contre un tableau, se faire arracher une dent chez le dentiste). De plus, Épicure fait correspondre le plaisir avec le bien et la douleur avec le mal. Cette approche peut être généralement qualifiée d'hédonisme (du grec *hedon*, « plaisir »). Plus précisément, en empruntant la définition de Fred Feldman [1], l'hédonisme est l'idée selon laquelle une vie est meilleure pour celui qui la vit si elle contient une quantité plus importante de plaisir que de souffrances. Pour déterminer à quel point une chose est bonne ou mauvaise, il faut mesurer la quantité de plaisir ou de souffrance qu'elle génère chez quelqu'un. Il existe, bien sûr, différentes versions de ce point de vue.

Certaines sont, disons, plus hédonistes (dans le sens courant du mot). Selon ces versions, le bien ultime est le plaisir et la seule chose qui compte est son obtention. Nous associons habituellement ce type d'hédonisme avec l'excès, la mise en priorité de son plaisir au-dessus de tout le reste, l'immodération et l'intempérance. Nous pouvons critiquer cette interprétation sur au moins trois points. Nous pouvons dire que ce type d'hédonisme est répréhensible parce qu'il est dangereux (pour soi-même ou pour les autres), parce qu'il est fondamentalement irrationnel (il s'autoréfute, comme je l'explique plus loin) ou parce que nous considérons certains types de comportement comme immoraux, par exemple, placer son propre plaisir avant celui des autres.

D'autres types d'hédonismes, comme celui d'Épicure, sont bien plus rationnels et diffèrent considérablement du point de vue présenté ci-dessus. De fait, Épicure s'oppose explicitement à l'hédonisme « vulgaire ». Il écrit

> Quand donc nous disons que le plaisir est la fin, nous ne parlons pas des plaisirs des débauchés ni de ceux qui consistent dans les jouissances – comme le croient certains qui, ignorant de quoi nous parlons, sont en désaccord avec nos propos ou les prennent dans un sens qu'ils n'ont pas –, mais du fait, pour le corps, de ne pas souffrir et, pour l'âme, de ne pas être troublée [2].

Selon Épicure, ce qui compte n'est pas seulement le plaisir, mais aussi, et surtout, d'éviter la douleur. Il pensait qu'il était naturel pour les êtres humains (et d'autres animaux) d'essayer de maximiser le plaisir et de minimiser la douleur. L'absence de douleur est déjà, en soi, un grand plaisir. Mais augmenter le plaisir, une fois que l'absence de douleur a été accomplie, n'ajoute rien à la valeur de cette dernière. Cela n'ajoute rien au plaisir déjà obtenu par l'absence de douleur. (Si cela vous paraît étrange, pensez à la disparition d'une rage de dent après avoir pris des antalgiques.

---

1. Voir F. Feldman, *Pleasure and the Good Life: Concerning the Nature, Varieties and Plausibility of Hedonism*, Oxford, Oxford University Press, 2004 [NdT].
2. Épicure, *Lettres, maximes et autres textes*, *op. cit.*, p. 101.

Épicure met l'accent sur le fait que l'état neutre de l'absence de douleur, à la fois physique et mentale, ne doit pas être considéré comme acquis.) Cela rend simplement le plaisir plus varié.

Par exemple, si une personne est assoiffée, elle peut trouver un grand plaisir à se désaltérer. Bien sûr, quelqu'un peut se désaltérer avec de l'eau ou du champagne. Épicure dirait que la bonne chose à faire est de choisir l'eau plutôt que le champagne. Pourquoi ? Parce que le but principal est de nous débarrasser de la sensation pénible de la soif. Si nous buvons de l'eau, nous créons la sensation plaisante de ne plus avoir soif, en utilisant des moyens relativement modestes et accessibles. Si nous buvons du champagne et développons un goût pour celui-ci, le champagne va devenir une condition nécessaire à notre plaisir. Et lorsque nous serons dépourvus de champagne, nous aurons quand même besoin de lui pour ressentir du plaisir et nous aurons donc échoué dans notre quête pour mener une bonne vie remplie de plaisir.

Nous commençons maintenant à voir pourquoi l'hédonisme sensoriel simple (l'idée que le plaisir est simplement le plaisir sensoriel) se défait tout seul. C'est pour cela que nous avons dit plus haut que l'hédonisme « vulgaire » est irrationnel : il mène à l'insatisfaction, à l'incapacité à réaliser durablement tous nos désirs. Il n'est pas suffisant de s'adonner à une recherche continue de plaisirs : plutôt, les plaisirs sélectionnés doivent être nécessaires et naturels, plutôt que dispensables et artificiels. Pour continuer avec notre exemple du champagne, si vous dérivez beaucoup de plaisir d'un champagne onéreux et si vous pouvez en boire tous les jours, tout va bien. Mais que se passera-t-il si, un jour, vous ne pouvez plus vous payer ce champagne, ou si le vigneron met la clé sous la porte ? Vous désirerez toujours ce champagne, mais serez dans l'incapacité de satisfaire ce désir. Le résultat serait votre malheur.

Afin d'éviter ce problème, Épicure propose de satisfaire seulement les désirs qui sont nécessaires, comme se désaltérer, et naturels : se désaltérer avec de l'eau plutôt que du champagne. Si nous faisons en sorte que nos désirs soient naturels et nécessaires, nous ne serons pas pris au piège d'un hédonisme rampant, prêt à tout sacrifier à la recherche du plaisir. Nous ne risquerons pas non plus de cultiver des plaisirs qui pourraient devenir inaccessibles.

Si nous limitons nos désirs, nous devenons plus autonomes et moins dépendants de facteurs extérieurs. Et en diminuant cette dépendance vis-à-vis de facteurs extérieurs et transitoires, comme le champagne, nous augmentons nos chances d'être tranquilles. Si nous sommes autonomes et dépendons au minimum des biens matériels pour notre bien-être, notre tranquillité ne peut pas nous être facilement enlevée ou être affectée par les aléas de la fortune. Et, en définitive, c'est cette tranquillité-là qu'Épicure recherche.

Épicure est donc un défenseur de l'hédonisme, bien qu'il s'agisse d'une version plus sophistiquée que celle qui est faussement associée à son nom. Sa version de l'hédonisme est fondée sur une conception rationnelle, étonnamment moderne, de l'être humain. Selon Épicure, nous sommes des créatures matérielles influencées par des conditions matérielles, telles que la chaleur et le froid, la faim et la satiété... Puisque notre bien-être est si intimement connecté à nos sensations et émotions, nous devons faire en sorte de ressentir le plus de plaisir et le moins de douleur possible. Mais cet état n'est pas simplement atteint par les plaisirs corporels. Il nécessite aussi d'évaluer différents types de plaisirs et de cultiver uniquement ceux qui sont nécessaires et naturels, tout en en éliminant les plaisirs et désirs artificiels et superflus.

En outre, Épicure catégorise les plaisirs en plaisirs mentaux et corporels, et en plaisirs statiques et cinétiques. Le plaisir statique est la simple absence de douleur. Dans le domaine du mental, le plaisir statique est vécu comme *ataraxia*, qui se traduit par « tranquillité » ou « liberté » : l'absence de perturbation mentale. Dans le domaine corporel, ce plaisir s'exprime comme l'absence de douleur ou *aponia*. Le plaisir cinétique est la stimulation requise pour atteindre le plaisir statique, soit l'absence de douleur ou d'angoisse mentale. Boire de l'eau pour étancher sa soif est un plaisir cinétique nécessaire pour atteindre la satiété, qui est un plaisir statique.

À partir de notre précédente discussion de la mort et de cet aperçu de l'hédonisme épicurien, nous pouvons maintenant voir que l'un des principaux avantages des idées épicuriennes est qu'elles permettent de nous débarrasser de convictions irrationnelles et erronées. Cela, à son tour, constitue une source importante pour deux types de plaisirs : un plaisir cinétique mental naissant de la résolution d'une énigme philosophique (trouver une réponse à la question « Doit-on craindre la mort ? ») et un plaisir statique mental naissant de la dissolution des convictions irrationnelles qui nous causent des tourments. Cela nous rapproche de l'*ataraxia*, la tranquillité mentale.

À la suite d'Épicure, certains penseurs ont poursuivi son raisonnement et ont soutenu que les plaisirs ne doivent pas être simplement sensoriels. Les plaisirs peuvent aussi être trouvés dans nos attitudes et nos pensées. Nous pouvons ressentir du plaisir à examiner un problème de philosophie, à lire un bon roman, ou à réfléchir à la paix dans le monde. Aucune de ces sources de plaisir n'est sensorielle. L'hédonisme attitudinal est une théorie qui fait place à ces types de plaisirs. De ce point de vue, les sources de plaisir et de douleur peuvent inclure des attitudes que nous avons envers différentes choses.

L'hédoniste attitudinal pense que l'hédonisme ne concerne pas seulement les plaisirs sensoriels, qui ne sont qu'une partie de l'ensemble. Sa version de l'hédonisme est plus complexe : elle se compose des plaisirs sensoriels naturels et nécessaires, d'attitudes et de pensées plaisantes mais aussi d'une attitude plaisante envers la vie dans sa totalité.

Doit-on craindre la mort ?

Nous pouvons donc constater que, d'après Épicure, cesser de craindre la mort est une condition pour vivre une bonne vie. Pour Épicure, et pour d'autres penseurs de l'Antiquité, la crainte de la mort est un obstacle majeur dans la quête vers la tranquillité et elle doit donc être minutieusement combattue. Comme il a été dit précédemment, Épicure défend des positions rationnelles matérialistes. Il pense que le corps et l'âme sont faits de matière (les atomes) et que l'âme périt avec le corps. Il est impossible de ressentir de la douleur ou du plaisir (mental ou physique) après la mort. Ceci, pour Épicure, est une bonne nouvelle. Il s'agit d'un fait positif, car il signifie que les peurs et les menaces de damnation éternelle et de torture posthume sont infondées, et sont la source de souffrances inutiles. Puisqu'il ne croit pas à la survie de l'âme après la mort du corps, Épicure est pleinement en droit d'affirmer qu'il n'y a rien à craindre dans la mort, puisque la mort est pure non-existence, un état qui ne peut être comparé à aucun autre, qu'il soit plaisant ou douloureux, ni à aucune existence imaginaire outre-tombe.

Lucrèce (95-52 av. J.-C.) était un disciple de la pensée d'Épicure, né près de 200 ans après la mort de ce dernier. Il a écrit un long poème nommé *De Rerum Natura* (*De la Nature des Choses*). Dans ce poème, il considère que le rejet du remède rationnel d'Épicure contre la peur de la mort provient principalement d'un défaut d'imagination. Nous sommes incapables d'imaginer notre propre non-existence. Nous sommes uniquement capables de nous imaginer allongés dans un cercueil, ou en train d'observer nos propres obsèques… C'est pourtant, selon Lucrèce, précisément ce dont Épicure cherche à détourner notre attention :

> [T]out vivant imaginant son corps lacéré dans la mort par les rapaces et les fauves s'apitoie sur lui-même et ne s'abstrait de là, ne se retire assez du gisant qu'il croit être, l'infectant de ses sensations, là, debout. Ainsi

s'indigne-t-il de sa condition mortelle, sans voir qu'en la vraie mort
aucun autre lui-même ne pourra déplorer, vivant, sa propre perte, debout,
souffrant d'être à terre, lacéré ou brûlé[1].

Lucrèce pense que notre propre incapacité à imaginer notre non-
existence explique la résistance à l'idée d'Épicure selon laquelle « la
mort n'est rien pour nous ». Cela semble constituer un obstacle majeur
à l'efficacité du remède d'Épicure contre la peur de la mort. Il existe
une position plus marquée qui affirme qu'il est non seulement difficile
d'imaginer notre non-existence, mais que cela est en fait impossible. Je
suis présente en tant qu'entité imaginante, entité qui « produit du contenu
imaginaire », présente dans toutes les choses que j'imagine. Je ne peux
donc pas imaginer une scène sans me placer en tant qu'observatrice de
celle-ci. Même lorsque j'en retire ma présence physique, je suis toujours
présente en tant qu'observatrice. Quand nous essayons d'imaginer notre
non-existence, nous nous imaginons en tant que témoins de certaines
circonstances (peu importe qu'elles soient plaisantes ou pas). À la seconde
où nous essayons d'imaginer cela, notre tentative a déjà échoué, car notre
présence est indispensable pour produire cette situation imaginaire (cette
affirmation est analogue au *cogito* de Descartes).

Il nous est impossible d'imaginer quoi que ce soit sans que nous soyons
présents pour y assister. Nous sommes donc incapables de comprendre
notre propre non-existence et, par conséquent, incapables d'accepter
l'argument d'Épicure qui nous encourage à ne pas craindre notre mort.

Cela ressemble à une affirmation psychologique forte qui décrit un
échec général de l'imagination, caractéristique de la majorité d'entre
nous, s'il nous est demandé d'imaginer notre non-existence. Mais il est
possible de soutenir l'argument épicurien en demandant aux personnes
de ne pas *imaginer* leur non-existence, mais d'y *réfléchir*, d'essayer de
la concevoir. La description de Lucrèce d'un corps en train d'être dévoré
par des prédateurs pourrait être remplacée par une requête plus rationnelle
demandant aux personnes de concevoir leur non-existence. Cela pourrait
mieux correspondre à l'approche rationnelle d'Épicure sur la mort, et
constituer une tâche plus facile.

Certains critiques d'Épicure se demandent si une extinction de notre
peur de la mort ne dissiperait pas simultanément notre désir et notre amour
de la vie. Cette critique semble pauvre. Une personne qui n'a pas peur de
la mort, qui comprend rationnellement qu'il n'y a rien à craindre dans la
non-existence, n'est pas nécessairement une personne qui n'aime pas la

1. Lucrèce, *De la nature*, trad. fr. J. Kany-Turpin, Paris, Aubin, 1993, III, p. 879-889.

vie. Il est parfaitement possible de croire en la non-existence posthume, et donc de ne pas craindre la mort, tout en profitant et chérissant les plaisirs et les expériences que la vie nous offre.

Une autre critique compare la non-existence avec l'existence et conclut que la seconde a plus de valeur que la première. En d'autres termes, si je meurs, je vais rater toutes les choses que j'aurais pu faire si j'avais été en vie. On nomme cette approche la « théorie de la privation » [*deprivation theory*]. Elle soutient que la mort est mauvaise car elle nous prive des biens que nous aurions possiblement rencontrés si nous étions toujours en vie. Un philosophe qui défend cette idée est Thomas Nagel. Nagel propose que « si la mort est un mal, c'est la perte de vie, plutôt que l'état d'être mort ou inexistant, ou inconscient, qui est répréhensible »[1]. La mort est donc un mal, et il est raisonnable de la craindre parce qu'elle nous prive de biens dont nous aurions pu jouir, si nous avions été en vie.

C'est un argument d'apparence solide, mais les épicuriens ont une bonne réponse. Ils peuvent rétorquer que les théoriciens de la privation ne comparent pas deux choses comparables. Il est possible de débattre si l'on préfère « jouer du piano » ou « manger une glace ». Mais nous ne pouvons pas comparer notre existence, qu'elle soit bonne ou mauvaise, à notre non-existence. L'existence, d'une part, possède certaines qualités : elle est bonne, mauvaise, neutre ou un mélange des trois. La non-existence, d'autre part, n'a pas de qualités : cela ne *ressemble* à rien d'être mort, il n'existe aucun repère avec lequel comparer la non-existence. Ces deux choses sont simplement incommensurables. Bien sûr, on peut affirmer que ce n'est pas la personne à présent morte qui a été privée, mais cette même personne tant qu'elle était en vie. Mais à cela, les épicuriens peuvent répondre que la personne et le préjudice ne peuvent jamais coexister. Si je suis en vie, je ne suis ni lésée, ni privée par la mort. Si je suis morte, je ne peux plus être privée de quoi que ce soit.

Les épicuriens pourraient ajouter que si l'on écoute Nagel, nous devrions *toujours* craindre la mort, cela même si nous vivons jusqu'à 120 ans. Nous devrions toujours la craindre, car, d'après Nagel, lorsque la mort frappe, même si je suis très âgée, elle me privera toujours de vivre un jour de plus. De la même manière, nous sommes voués à regretter les événements futurs auxquels nous serons incapables d'assister du fait de notre mort, même ceux situés hors d'atteinte de tout être humain de notre génération (disons, célébrer la fin du troisième millénaire). Cette vie pleine de regrets ne paraît guère tentante.

1. T. Nagel, « Death », in *The Metaphysics of Death*, J. M. Fischer (ed.), Stanford, CA, Stanford University Press, 1993, p. 63.

La théorie de la privation rencontre d'autres problèmes. Je vais expliquer ce qui m'apparaît erroné dans le point de vue de Nagel, cela à la fois pour défendre Épicure, mais aussi pour souligner que son argument tient insuffisamment compte des malades. Par ailleurs, se tourner vers l'avenir, comme de nombreux critiques d'Épicure le font, et affirmer la désirabilité de vivre aussi longtemps que possible, n'est pas une recette infaillible au bien-être.

Un premier problème pour la théorie de la privation est qu'il n'est pas évident que la vie en elle-même, une fois que l'on en retire les éléments positifs et négatifs, soit « catégoriquement positive », comme l'affirme Nagel. Pourquoi l'existence serait-elle bonne en soi ? Nagel dit ceci :

> il y a des éléments qui, ajoutés à l'expérience de quelqu'un, rendent la vie meilleure ; il y a d'autres éléments qui, ajoutés à l'expérience de quelqu'un, rendent la vie moins bonne. Mais ce qui reste une fois ces éléments mis de côté n'est pas simplement *neutre* : ce qui reste est catégoriquement positif[1].

Mais cela élude la question. Nagel n'explique pas d'où viennent les valeurs positives de la vie. Il n'explique pas, non plus, ce qui rend la vie (une fois retirés les éléments bons et mauvais) catégoriquement positive.

Nous pouvons nous imaginer une vie horrible, remplie de souffrances, de douleurs et d'angoisses, qui conduirait la personne qui la vit au suicide. La motivation du suicide serait que ce type de vie ne vaut pas le coup d'être vécue, et qu'il serait mieux de ne rien vivre du tout que de vivre ces expériences terribles. De même, nous pouvons nous imaginer une bonne vie, remplie de plaisirs et de joies. Nous pouvons nous imaginer que la personne, encore en vie, ne souhaite pas mourir. Mais que pouvons-nous dire de la « vie pure » de Nagel ? Que reste-t-il lorsque le bon et le mauvais sont mis de côté ? Dans ce cas, il semble n'y avoir aucune raison d'accorder une autre valeur à la vie qu'une valeur neutre.

La vie est un ensemble d'expériences, d'actions et d'événements potentiels, bons et mauvais. En soi, elle ne porte aucune valeur. Elle est la condition de la possibilité de nos expériences, l'espace dans lequel ces expériences se déroulent. Mais comme nous l'avons vu, ces expériences peuvent être ou bonnes ou mauvaises. Il n'y a pas de garanties *a priori* que sa vie contienne plus de bon que de mauvais, ou plus de plaisir que de douleur. La vie en soi, le simple fait d'exister – avant de savoir si elle contient de bonnes ou mauvaises expériences – est neutre. Le cas des malades est plus aigu. Si la maladie est progressive et qu'il y a de moins en

---

1. T. Nagel, « Death », *op. cit.*, p. 62.

moins de chances que le malade vive de bonnes choses, et de plus en plus de chances qu'il en vive de mauvaises, pourquoi conserver ce fardeau (que personne ne soulage) et en vouloir plus ? Je peux certainement imaginer le jour où je vais penser que ma vie n'est plus digne d'être vécue. Si je souffre le martyre et que je ne ressens plus aucun plaisir, pourquoi mon existence m'apporterait-elle, en elle-même, quelque chose de positif ?

Cela nous ramène à un problème précédent, celui de ne pas pouvoir comparer l'existence à la non-existence. À nouveau, les critiques d'Épicure semblent dire qu'une personne qui meurt aujourd'hui sera privée du bonheur de manger une glace demain. Mais dans quel sens est-ce une privation ? Comme on l'a dit précédemment, personne n'est privé de quoi que ce soit en étant mort. De plus, si nous prenons cette proposition au sérieux, alors les sources de privation sont constantes et multiples. J'ai peut-être été privée d'une grande fête que mes parents ont donnée une semaine avant ma naissance. J'ai peut-être été privée de vivre des choses qui se produisent à d'autres endroits. Si je vis au Royaume-Uni, je peux avoir été privée de vivre en Chine. Peut-être suis-je aussi privée d'avoir eu autant d'amis que possible, si seulement j'avais passé plus de temps à rencontrer des gens, d'avoir été aussi forte que possible, si seulement je m'étais plus entraînée…

Ces choses dont j'ai été privée ne sont pas irréalistes. Je n'affirme pas avoir été privée de porter les joyaux de la couronne ou de jouer pour Manchester United (exemples proposés par Michael Brady). Mais je peux raisonnablement affirmer que les choses auraient pu mieux se passer pour moi, au moins à certains égards, donc que je suis privée d'une meilleure vie. La grande majorité d'entre nous subit, de ce point de vue, une privation : nos vies auraient pu mieux se passer qu'en réalité, au moins à certains égards. Les arguments des théoriciens de la privation contre Épicure perdent donc de leurs forces, lorsque nous réalisons qu'il n'y a pas de limites réelles à ce dont on peut *raisonnablement* affirmer avoir été privé.

De plus, dans des situations d'incertitude face à l'avenir, la vie peut cesser d'être catégoriquement positive. De fait, la vie peut devenir un fardeau, ce qui fragilise le maintien d'une attitude positive envers elle. Il est possible que ceux qui rejettent Épicure adoptent le point de vue de personnes relativement jeunes et en bonne santé. Mais ce point de vue – considéré implicitement comme le point de vue de référence – est en contradiction avec le point de vue de la personne malade. La vie apparaît catégoriquement bonne à ceux qui pensent qu'elle leur réserve de bonnes choses. Mais si l'on retire cette présupposition implicite, que reste-t-il pour penser la vie comme catégoriquement positive ? Il est plus sensé de penser la vie comme *neutre :* remplie de contenus positifs, elle est bonne, mais remplie de contenus négatifs, elle est mauvaise. En soi, elle ne porte aucune valeur.

Tournons-nous maintenant vers la seconde affirmation faite par les théoriciens de la privation contre Épicure. Nagel écrit que la vie est un bien, et « comme la plupart des biens, elle peut s'accroître avec le temps : "plus" vaut mieux que "moins" »[1]. Cela, aussi, peut paraître paradoxal. Dans quel sens « plus » vaudrait-il mieux que « moins » ? Il est compréhensible de dire cela pour certaines expériences plaisantes, mais en aucun cas pour toutes. Nous pensons normalement qu'il est mieux d'avoir plus d'argent, plus de vacances, plus d'amis... Mais pensez à la simple courbe en cloche qui semble décrire de nombreuses expériences plaisantes. Lorsque nous prenons une douche chaude (pour utiliser un exemple de Fred Feldman[2]), sa chaleur plaisante nous procure du plaisir. Si nous augmentons la température, le plaisir augmente momentanément, pour ensuite céder sa place au déplaisir. Si nous continuons d'augmenter la température, le déplaisir va même devenir douleur. Une courbe en cloche comparable s'applique à la consommation de chocolat ou de champagne. Il y a une limite au plaisir que nous pouvons extraire de la plupart des choses et il arrive un moment où « plus » cesse d'avoir l'ascendant sur « moins ».

Mais même en admettant que « plus » vaut mieux que « moins », il y a d'autres problèmes. Admettons que nous surmontions ce problème en trouvant les bonnes proportions : disons, que nous mangions juste ce qu'il faut d'un bon petit-déjeuner. Il est mieux de prendre un bon petit-déjeuner tous les matins, plutôt qu'une seule fois par semaine. Mais si je prends un bon petit-déjeuner tous les matins, est-ce que cela importe si cette expérience plaisante se répète 5000 ou 10 000 fois ? Cela compte seulement le jour où je cesse d'avoir de bons petits-déjeuners, mais continue d'exister. Je ressentirai alors le manque de bons petits-déjeuners. Mais si je cesse d'exister et que je ne peux plus déguster de petits-déjeuners, bons ou mauvais, dans quel sens manquerai-je de quelque chose ici ? Je ne manquerai rien parce que les petits-déjeuners – ou quoi que ce soit d'autre, d'ailleurs – ne pourront plus rien me faire ressentir.

Nagel soutient pouvoir donner un sens objectif à « mieux » et à « pire », comme si quelqu'un m'observait d'en haut et faisait la somme

---

1. T. Nagel, « Death », *op. cit.*, p. 62.
2. F. Feldman, *Pleasure and the Good Life*, op. cit., p. 64.

des bonnes et mauvaises expériences que j'ai eues. Du point de vue de l'observateur objectif, prendre 10 000 plutôt que 5000 bons petits-déjeuners peut sembler une bonne chose. Mais un examen soigneux de cette idée montre qu'elle est dénuée de sens. Si quelqu'un est en train de considérer le nombre de bons petits-déjeuners *objectivement*, cela n'a pas d'importance pour cet observateur que j'en aie pris peu ou beaucoup. Le point de vue objectif est impartial. L'observateur fait le point sur mes expériences, mais il ne les vit pas.

Si je considère le nombre de bons petits-déjeuners *subjectivement*, alors ce qui importe est que j'en prenne aussi longtemps que je sois là pour en profiter. D'un point de vue subjectif, pourquoi devrais-je m'intéresser au fait que je ne prendrai plus de bon petit-déjeuner lorsque je cesserai d'exister, lorsque je sais que je ne serai plus là pour rater le petit-déjeuner ? Se soucier de cela semble être incohérent : pourquoi cela changerait-il quelque chose pour moi ? De plus, ce tracas semble jeter une ombre sur le présent, alors que je suis toujours là et que je déguste toujours des petits-déjeuners, et peut donc contribuer à diminuer le bonheur que je ressens durant mon existence.

Comme nous l'avons vu, « plus » n'est pas meilleur que « moins » dans de nombreux cas. Cela semble tout à fait s'appliquer à la vie. Comparez trois cas : dans le premier, la personne meurt à 25 ans, a vécu une vie pleine de joie, et impeccablement heureuse. Dans le second cas, la personne meurt à 50 ans, après avoir vécu une vie moyenne, avec un équilibre entre les bonnes et les mauvaises expériences. Dans le troisième cas, la personne vit jusqu'à 100 ans, mais sa vie est une vie tourmentée, malheureuse. Il n'est pas très difficile de préférer la vie de la première personne à celle de la troisième, puisque ne pas avoir vécu cent ans n'est pas une perte pour la première (bien que cela puisse être une perte pour la famille et les amis de cette personne), alors que cent ans de souffrance ne sont pas une option particulièrement attirante.

Que dire du second cas : la vie qui serait un équilibre entre le bon et le mauvais ? Même dans ce cas, il me semble que la première vie est préférable parce qu'elle est bonne sans interruption. Cela n'a pas de sens de vouloir plus de quelque chose, à moins que cette chose soit bonne, ou qu'il soit probable qu'elle soit bonne. Nous ne désirons pas seulement plus de vie, nous désirons plus de bonne vie. Dans certains cas de maladie, les dés semblent pipés. Il y a une promesse (et souvent une réalité) de souffrances diverses. Nous ne devrions donc pas nous sentir forcés de désirer plus de vie si cette vie ne nous promet pas d'être bonne.

Craindre la mort dans la maladie

Nous savons maintenant ce qu'Épicure et Heidegger pensaient de la peur de la mort et de la vie bonne. Nous pouvons juger de l'utilité de ces approches pour notre vie déjà temporellement et physiquement compromise, et contrainte, par la maladie. Pour les gens malades, ces deux points de vue répondent à des demandes profondes. Il faut d'abord apprendre à s'accommoder de sa finitude et reconnaître pleinement le passage du temps. Il s'agit aussi de surmonter la peur de la mort qu'Épicure considère comme tellement irrationnelle. Les deux positions ne sont finalement peut-être pas aussi éloignées l'une de l'autre. Peut-être que pour être authentiques, ou pour bien vivre, nous devons surmonter notre peur de la mort. Et peut-être que pour dépasser notre peur irrationnelle de la mort, nous devons apprendre à considérer notre vie comme un tout fini.

Mon intention n'est pas de nier les différences profondes entre Épicure et Heidegger, mais il semble aussi exister certaines affinités entre ces deux conceptions. Épicure suggère fondamentalement que nous devons cesser de penser à la mort. Une fois que nous comprenons que la mort se réduit à la simple non-existence, elle ne jette plus d'ombre sur notre vie. Heidegger, de son côté, exige de nous d'*anticiper* notre mort, pour prévoir son inévitabilité et choisir de vivre authentiquement. Mais Heidegger nous dit aussi qu'anticiper la mort, ce n'est pas s'y attarder, en être obsédé ou vivre dans une inquiétude constante à ce sujet. Anticiper la mort, cela signifie de vivre la vie comme une vie finie et de comprendre plus pleinement notre structure finie. Heidegger emploie le terme « comprendre » ici dans un sens pratique – faire des choix, des actes, réagir à des situations – bref, *vivre* en tant qu'être fini. Épicure paraît préconiser quelque chose qui n'est pas si dissemblable. Il semble nous encourager à faire la paix avec notre finitude en comprenant que la non-existence n'est pas quelque chose à craindre, et ainsi vivre en conséquence.

Il y a d'autres similarités. Heidegger et Épicure mettent tous les deux l'accent sur l'importance de comprendre notre finitude ; pour chacun d'entre eux, l'idée d'un au-delà est simplement une manière d'éclipser la question sérieuse de la mortalité que chaque individu doit affronter. De plus, tous deux s'intéressent à l'angoisse psychique, ce qu'Heidegger appelle l'inquiétude, en relation à la mort. Alors qu'Épicure veut soigner notre âme de l'angoisse et la mener vers la tranquillité, Heidegger considère l'inquiétude envers la mort comme un tremplin vers l'authenticité. Nous devons surmonter cette inquiétude dans notre quête pour la vie bonne, ou authentique, parce que cette inquiétude nous indique que nous comprenons la signification de la mort pour la vie.

Il y a une autre raison pour laquelle j'ai choisi d'invoquer les idées d'Épicure et d'Heidegger sur la maladie. Pour eux deux, la question de savoir vivre sa vie tout en reconnaissant sa finitude n'est pas qu'une question théorique. Tous deux considèrent la mort non seulement comme un problème philosophique mais aussi comme une préoccupation existentielle qu'il faut résoudre pour bien vivre. Bien qu'ils aient des idées différentes sur la mort, Épicure et Heidegger visent tous les deux à unifier la perspective existentielle à la première personne et la perspective objective à la troisième personne de la philosophie. La dialectique entre le personnel et le philosophique, dont j'ai parlé dans l'introduction, est aussi mise au premier plan par ces deux philosophes. J'en dirai plus sur la pertinence de la philosophie pour notre vie personnelle dans le dernier chapitre.

Je me tourne maintenant vers les besoins spécifiques liés à la prépondérance de la mort pour les personnes gravement malades. C'est une chose de voir la mort comme une possibilité éloignée qui aura lieu dans un futur distant. C'en est entièrement une autre lorsque la mort est une possibilité concevable dans un futur proche, comme pour ceux dont le pronostic vital est engagé. Le sentiment d'incertitude, la peur d'abandonner ses proches, de laisser en route des projets inachevés, de ne pas dire les choses importantes, l'inquiétude sur ce qu'il va arriver à ceux dont je suis actuellement capable de prendre soin et de protéger – toutes ces choses ne sont plus des problèmes abstraits, hypothétiques, mais des inquiétudes pressantes et immédiates. L'éternelle question – comment réagir à des circonstances défavorables sur lesquelles je n'ai aucun contrôle ? – devient urgente et nécessite d'être abordée sans plus attendre.

Une manière de répondre à ces problèmes pratiques est d'explorer la relation entre nos concepts de temps et de mort, ainsi que nos idées sur ce qui constitue une bonne vie. Mais cela ne peut pas simplement être fait par l'application, dans le contexte de la maladie, d'idées générales sur ces concepts. Cela ne suffit pas de dire que tout ce qu'on pense sur la mort ou le temps s'appliquera au cas de la maladie, en devenant simplement plus imminent. Au contraire, dans le cas de la maladie, ces questions – Que devrais-je faire avec une quantité limitée de temps ? Comment dois-je vivre lorsque la mort est imminente ? – demandent une réponse *pratique*. Elles ont besoin d'être traitées non seulement théoriquement, sur le papier, mais aussi en pratique, par des actes.

Les discussions théoriques sur la mort et sur l'incertitude temporelle
ont peu en commun avec de vraies expériences vécues. Lire sur la mort
et la maladie ne ressemble en rien à la réception d'un diagnostic médical
grave. Le bureau étroit du docteur, la poitrine qui se serre, la panique
froide qui vous submerge ; ces choses sont tellement viscérales, tellement
traumatiques, tellement réelles. Il s'agit du fossé entre ces deux choses
– la contemplation théorique et l'expérience vécue – que j'essaye de
combler ici. J'aspire à combler ce fossé par la dialectique d'une théorie
philosophique qui devient une expérience vécue pour être ensuite repensée
à la lumière de cette expérience.

Un des cours que je donne à l'université est un cours sur la mort.
Lorsque j'enseigne ce sujet à mes étudiants, la plupart d'entre eux ont une
vingtaine d'années. Je ressens souvent qu'il s'agit plutôt pour eux d'un
exercice intellectuel fascinant plutôt qu'une enquête authentique sur leur
propre vie. Ma maladie est cachée aux yeux de leur jeunesse et de leur
inexpérience ; la plupart d'entre eux ont la chance d'ignorer l'incidence
de la maladie sur la vie personnelle. Pour ces jeunes adultes, ces questions
sont profondément académiques : fascinantes, mais distantes. Il s'agit de
très jeunes gens, au début de leur vie d'adulte, pour la plupart épargnés de
toute mort et de toute tragédie. Nous passons de nombreuses heures à lire
des articles sur la mort et à discuter de différentes questions philosophiques
qui sont soulevées. L'immortalité serait-elle ennuyeuse ? La mort est-elle
un préjudice porté à la personne mourante ? La finitude nous détourne-t-
elle de la valeur de la vie ?

Je me sens aussi comme un imposteur. Je suis là, discutant calmement
de ces questions et d'énigmes intellectuelles, alors qu'à l'intérieur de
moi s'est déroulé l'équivalent d'une catastrophe ferroviaire avec de
nombreuses victimes. Un désastre global a ravagé ma vie, progressant
à une vitesse cruelle et à peine concevable. Mais lorsque j'enseigne, je
me tiens à distance de ma maladie. La grande majorité de mes étudiants
n'ont pas vraiment conscience que les problèmes dont nous débattons
de cette manière hypothétique, rationnelle, sont les mêmes problèmes
qui dictent ma vie, ses possibilités, et qui réécrivent son histoire. Que
ma maladie a entièrement bouleversé ma vie. Qu'un chaos aux atours
ordonnés, qu'un puits de chagrin sous une quotidienneté joyeuse, qu'un
cri tu par ma bonne éducation, sont soigneusement rangés dans la femme
qui leur enseigne la philosophie.

Cette imposture, ce mensonge, est quelque chose que j'ai été forcée,
ou incitée, à vivre lorsque j'enseigne, lorsque je présente mes travaux,
lorsque j'écris des articles pour des revues universitaires. Il est arrivé que
lors de discussions personnelles après une conférence j'explique que ce

qui m'a poussée à écrire sur la maladie est mon expérience personnelle. « Bravo, me répond-on, je n'aurais jamais deviné ». On a loué mon « professionnalisme », car j'ai détaché ma personne des questions plus abstraites. Mais en réalité, je ne fais que cacher mes questions les plus personnelles, les plus pressantes pour moi, derrière une façade académique.

Ce n'est pas mon intention de dénigrer l'importance de la réflexion philosophique sur des problèmes personnels, tels que la maladie et la mort. Au contraire, la philosophie a été mon alliée la plus précieuse pour composer avec la vie, en tant que malade. Il existe un vrai plaisir et une récompense tangible à appliquer la philosophie à sa propre vie. Mais pour arriver à cela, nous devons laisser tomber l'idée que la philosophie est abstraite, objective et académique. Nous devons retourner à la philosophie qui se nourrit de l'expérience vécue pour motiver ses questions et ses enquêtes. La philosophie est aussi un outil pour la vraie vie, une forme de thérapie qui utilise la raison pour combattre les peurs, comme nous avons vu Épicure le faire. Il s'agit d'une capacité non seulement à penser, mais aussi à appliquer des idées, des concepts, des critiques, à sa propre vie. Dans ce sens, la philosophie n'est pas seulement une quête vers une bonne vie, mais elle propose aussi un chemin concret pour l'obtenir.

Mais pour appliquer la philosophie à l'expérience vécue, le fossé entre les deux doit être comblé. J'ai déjà dit que la philosophie, du moins la manière dont elle est pratiquée aujourd'hui dans les universités occidentales, est vue comme objective et impersonnelle. Cette pratique est en désaccord avec la nature très personnelle des problèmes dont nous avons discuté. Ma démarche ici est de mettre ces deux formes antagonistes d'expérience et d'expression en conversation l'une avec l'autre. Il s'agit d'une tentative de réunir les idées philosophiques et l'expérience personnelle, et de créer un dialogue entre elles deux en utilisant la phénoménologie.

Mais la phénoménologie n'est pas le seul outil à notre disposition pour favoriser ce dialogue. La littérature et d'autres formes d'écrits philosophiques peuvent aussi nous aider à comprendre les situations extrêmes et les défis rencontrés par la personne malade. Le chapitre suivant mobilise la littérature pour discuter d'une des spécialités médicales les plus liminales et les plus extrêmes, la greffe d'organes. La technique de la greffe existe pour prolonger la vie et retarder la mort, même seulement pour quelques années. En soi, il est approprié d'en discuter à la suite du chapitre sur la mort, car les greffes sont une option de dernier recours pour ceux qui, autrement, auraient déjà été morts.

CHAPITRE V

OUVERT FERMÉ

« Certaines préfèrent le *clamshell* », me dit-elle, puis elle trace une courbe à travers son abdomen. « D'autres aiment passer par le sternum ou par le dos. » Elle indique les zones concernées sur son torse. Je frémis en visualisant un scalpel, léger et propre, qui trace cette même ligne sur ma peau, mes organes internes exhibés, mon cœur qui palpite fébrilement dans sa cavité thoracique.

Comme chaque fois que j'ai eu à envisager cette situation, mon courage vacille et une voix en moi, craintive et fuyante, me chuchote, « Pas maintenant ; en ce moment, tu vas bien. Tu n'as pas besoin d'affronter ça. Pas encore ».

Cela fait plus de dix ans que je tergiverse à l'idée de recevoir une greffe de poumons. Mes « chiffres » sont faibles, drôlement faibles par rapport à la cohorte invisible de femmes « standard » de mon âge et de ma taille, mais qui possèdent une capacité pulmonaire cinq fois supérieure à la mienne. Je n'ai aucune réserve ; le moindre exercice me laisse à bout de souffle. Si je fais tomber quelque chose, le plus souvent, je le laisse là. Il m'est trop difficile de me pencher. Un rhume pourrait me tuer. Lors de mes sorties entre amis, je suis pleinement consciente de toutes les choses que je ne peux pas faire avec eux. Je passe mon temps à les regarder et à prendre des photos. Beaucoup de photos. De fait, je n'ai plus aucun souvenir de la sensation de faire quelque chose ; je ne fais qu'observer.

Voici des choses que j'adorerais faire, mais que je n'ai pu qu'observer au cours des douze dernières années : partir en randonnée, faire du vélo, danser, jouer à cache-cache ou au loup, faire du paintball, de la natation, des cours d'aérobic, de l'escalade sur mur, en extérieur, sur bloc, de la varappe, de la tyrolienne, faire du football, du trampoline, du basketball, du cricket, de la course à pied, du badminton, du tennis de table, du tennis, participer à un *ceilidh*, construire des cabanes, s'amuser. Certaines de ces activités sont solitaires, mais la majorité d'entre elles sont collectives ; certaines se font en salle, d'autres en extérieur ; certaines de ces activités nécessitent de l'organisation, d'autres sont toutes simples et spontanées. Mises ensemble, elles regroupent une part importante de ce qui compose une vie.

La liste des choses que je peux encore faire est courte : le yoga (assez mal) et la marche (lentement).

La réponse à la question semble alors facile : bien sûr que je devrais le faire. Une greffe de poumons réussie me rendrait toutes ces choses. Je serais capable de vivre pleinement, de ressentir à nouveau la joie d'être libre de mes mouvements. Mais les statistiques font apparaître le côté obscur de la procédure. Les chances de survie (indépendamment de la qualité de vie) sur cinq ans sont d'environ 60 pour cent. Les risques associés à l'opération sont importants, les incidents et complications éventuels sont nombreux, et l'issue est inconnue. Je pourrais mourir sur liste d'attente, sur la table d'opération, ou juste après ; je pourrais souffrir d'un rejet chronique ; je pourrais subir de terribles complications liées aux effets secondaires des dizaines de médicaments à prendre pour le reste de ma vie. Je deviendrai immunodéprimée, vivant dans la crainte d'une infection. Et il sera impossible de revenir en arrière. Cette transformation corporelle permanente et irréversible se double, nécessairement, d'une transformation existentielle permanente et irréversible des relations à son corps et au monde. C'est un nouvel horizon qui émerge de cette procédure, révélant de nouvelles possibilités, angoisses et préoccupations.

Une fois la greffe effectuée, je serai une greffée à vie, quelqu'un qui nécessite une surveillance étroite, une vigilance de chaque instant au sujet des effets secondaires, du rejet chronique, et des infections. Je serai en possession des poumons de quelqu'un d'autre pour le restant de mes jours. Et sans garantie que ces jours soient nombreux. Aucune promesse ne peut être faite ici.

Beaucoup de choses peuplent mes pensées au quotidien – le travail, les enfants, le *Brexit*, l'état globalement épouvantable du monde d'aujourd'hui, la situation politique américaine, la musique, la nourriture, la philosophie –, mais pas ma maladie. Ma maladie a été reléguée au second plan, elle est devenue un obstacle statique – considérable et autoritaire, certes – avec lequel je dois composer. J'utilise toujours des bouteilles d'oxygène, réalise des analyses sanguines, prends mes médicaments, et soigne mes infections thoraciques. Je suis toujours profondément handicapée. Mais grâce à une combinaison d'adaptation, de temps et de déni, j'ai réussi à me convaincre que ma maladie ne jetait pas une ombre existentielle sur ma vie. Je vis plus précisément au sein de cette ombre, incapable de me souvenir de la possibilité d'une vie en dehors d'elle. Comme lorsque l'on regarde à travers un pare-brise sali, je ne suis que vaguement et occasionnellement consciente de la présence de cette ombre. Je m'assois systématiquement, sans réfléchir. J'observe sans jalousie les autres courir, grimper, nager et danser. Une grande partie de mes pulsions sont atrophiées. Je suis à court d'énergie et de mémoire et de jalousie, et je ne fais que persister.

Mais le corps – mon corps – tolère de moins en moins le déni. Aujourd'hui, il me rappelle, lors de crises de panique et d'essoufflement, l'existence d'un problème profond au niveau de mes poumons. Lire avec ma tête penchée vers le bas, envoyer des SMS en conduisant, passer d'une maison chauffée à la fraîcheur d'une journée d'hiver, avoir une discussion animée – tous ces événements triviaux peuvent dévoiler mes relations profondément pathologiques à ma propre respiration. Je n'arrive plus à faire la différence entre les moments où la cause est physiologique et ceux où elle est psychologique. Je suis en équilibre précaire au bord de la falaise et le moindre événement, qu'il soit physique, environnemental ou psychologique, suffit à déclencher une crise d'essoufflement.

Un essoufflement est un événement du monde vécu, il n'a pas seulement lieu dans les poumons. Puisqu'il affecte l'expérience vécue – en amplifiant, par exemple, la portée de petits incidents –, il affecte le corps comme il affecte l'expérience du monde, la perception et la cognition. Il s'agit, entre autres choses, d'un événement cérébral – une expérience qui est traitée et créée au sein du cerveau. Des travaux fascinants sur les neurosciences de l'essoufflement, récemment publiés par Kyle Pattinson et d'autres[1], s'attellent à discerner les différents facteurs qui contribuent à l'aspect englobant et terrifiant de la sensation d'essoufflement. L'essoufflement se compose d'un ensemble d'éléments qui se combinent en une sensation d'apparence simple. S'y rassemblent les croyances et les attentes provenant d'essoufflements antérieurs ; des facteurs physiologiques, tels que le pH sanguin, le travail des muscles thoraciques, les niveaux sanguins de saturation en oxygène ; des sensations altérées par ce que Faull et ses collègues nomment des « modérateurs perceptuels », tels que l'inquiétude, l'attention ou l'éveil. L'exploration des causes et des manifestations de l'essoufflement est toujours en cours.

---

1. Voir le projet *Breathe Oxford* : https://www.ndcn.ox.ac.uk/research/breathe-oxford [NdT].

Et les descriptions à la première personne, telles que celles apportées par une approche phénoménologique, donnent des indications claires sur les formes possibles de ces manifestations.

Au cœur de ma sensation d'essoufflement se trouve cette incapacité d'établir sa source et sa sévérité. Un effort de même nature peut, selon le contexte, être vécu comme intense ou modéré. Il importe qu'il fasse un peu plus chaud, que je sois distraite par la musique que j'écoute, que je sois dehors ou dedans. À la sensation d'essoufflement extrême s'accole un doute conscient et robuste sur la véracité, l'intensité, et la cause de la sensation. Je sais que mon esprit me joue parfois des tours, mais je sais aussi que le phénomène déclencheur – la crise d'essoufflement – est bien réel. Il ne s'agit ni d'une panique pure ni d'une dysfonction physiologique pure. Les deux sont si étroitement liées que je suis incapable de les distinguer.

On sait que la panique peut déformer les choses. Le besoin de retourner à la voiture, rester bloqué sur le pas de la porte, chercher désespérément les toilettes pour finalement se rendre compte qu'il s'agissait d'une fausse alerte, ressentir la peur – toutes ces choses sont des pulsions incroyablement puissantes ressenties comme écrasantes, mais dont on sait pourtant qu'elles sont déformées par notre esprit. Cela conduit à la sensation d'être scindée, ou à l'existence d'un dialogue interne, dans lequel j'essaye de m'assurer de ce qui m'arrive. Ai-je besoin d'aide ? Les gens remarquent-ils ma vulnérabilité ? Puis enfin : respirer, essayer de me détendre et de me rappeler que cela finira encore par passer.

L'expérience interne du doute et l'examen de ses sensations et croyances intéroceptives (celles qui proviennent de l'intérieur du corps) sont des activités constantes et épuisantes. Elles font partie d'un phénomène nommé « l'hypervigilance intéroceptive » – l'examen constant de ses sensations et de ses signaux corporels – qui peut accentuer la déformation et l'amplification des sensations d'essoufflement.

Et me voilà de retour à la case départ du cycle des réflexions sur ma santé. De retour à cette question : quand vais-je m'inscrire sur la liste ?

L'ombre

Dans le conte d'Hans Christian Andersen « L'ombre », le protagoniste (« un jeune savant ») est épris d'une femme qui vit dans la même rue que lui. Il désire tellement la connaître qu'il envoie son ombre dans l'appartement de cette dernière. L'ombre se sépare de lui puis, au lieu de revenir, elle disparaît. Une nouvelle ombre pousse et les années défilent avant que l'ombre perdue ne revienne. Lorsqu'elle revient, ce n'est plus une ombre, mais un homme. L'homme et l'ombre se rencontrent quelques fois, et plus l'ombre devient humaine, plus l'homme s'amaigrit et plus sa santé se détériore : « "Vous avez l'air d'une ombre", lui dit-on, et cela le fit frémir » [1].

L'ombre propose alors d'emmener l'homme aux bains pour se rétablir. En partant, elle suggère à l'homme de se faire passer pour son ombre. L'homme accepte. Cela conduit au dénouement tragique : l'ombre réussit à persuader tout un royaume qu'il est l'homme et l'homme son ombre. Lorsque l'homme essaye de rétablir la vérité, l'ombre le fait arrêter : « Mon ombre est devenue folle. Figure-toi qu'elle s'est mis en tête qu'elle est l'homme, et que moi, je suis l'ombre ! ». Fatalement, l'homme est exécuté et se trouve ainsi intégralement remplacé par son ombre. L'homme a disparu et l'ombre a pris sa place.

On peut s'interroger sur les raisons du retour de l'ombre. Elle qui a été libérée, qui a obtenu sa liberté et même une réalité quasi humaine, pourquoi revient-elle et tue-t-elle l'homme ? Quelle est cette ombre ? La première chose apparente, c'est que la logique de l'histoire est une logique de substitution – l'ombre ne trouve le repos qu'après avoir remplacé l'homme – et non pas de duplication, dans laquelle l'homme et l'ombre coexistent.

Je propose que l'ombre soit vue comme la personnification d'une vie vécue dans l'ombre de la maladie, en écho à la caractérisation de la maladie par Susan Sontag comme la « zone d'ombre de la vie » [2]. L'ombre se bat pour devenir la « forme existentielle totale » que Merleau-Ponty associe à la maladie. La maladie ne peut tout simplement pas vous laisser tranquille ; elle continue à vous poursuivre, à vous ôter des choses, et ce, jusqu'à ce que vous soyez dépossédés – l'ombre de ce que vous étiez. Et cela, jusqu'à la mort de votre ancienne vie, et que la nouvelle vie sombre soit tout ce qu'il reste.

La relation entre l'ombre et l'homme est donc une relation de substitution, et non de duplication. Autrement dit, le but de l'ombre est d'éradiquer l'homme, de le remplacer intégralement ; et c'est pourquoi il se produit une lutte – une lutte pour l'identité et la vie de l'homme. Dans cette lecture, l'ombre devient une personne, alors que la personne devient l'ombre d'elle-même. L'homme malade, devenu l'ombre d'une version antérieure, et en bonne santé, de lui-même, remplace l'homme

1. H. C. Andersen, *Contes d'Andersen*, trad. fr. D. Soldi, Paris, Hachette, 1876, p. 184.
2. S. Sontag, *La maladie comme métaphore*, *op. cit.*, p. 9

en bonne santé qui a maintenant disparu. Cette version de l'homme est désormais morte, et la nouvelle forme existentielle prend le contrôle du corps maintenant ombreux. Mais cela ne suffit pas. L'étape finale est celle de l'éradication complète du corps malade. L'ombre, qui est maintenant devenue un nouvel homme, doit se débarrasser de l'homme devenu ombre, en le tuant. Comme l'écrit Andersen, ils ont échangé de place : « L'Ombre était devenue le maître, et le maître était devenu l'ombre ».

Cette transformation peut être perçue comme typique de la maladie telle qu'elle est décrite au sein de ce livre. C'est un changement intégral de la manière d'être et des capacités de la personne malade. La personne malade devient, assez littéralement, l'ombre d'une version antérieure d'elle-même. La transformation est cependant plus profonde : l'ombre qui subsiste est aussi annihilée. La maladie est une transformation qui modifie un être et sa manière de vivre, ainsi que ce à quoi il peut aspirer, les buts qu'il poursuit, les horizons de vie possibles. Les maladies graves possèdent ce pouvoir transformateur. Elles ne vous laissent pas intacts. Elles sont transformatrices selon le sens suggéré par la philosophe Laurie Paul dans son ouvrage récent *Transformative Experience*[1].

Une expérience transformatrice, selon Paul, est une expérience qui vous change sur deux dimensions. Une expérience transformatrice vous modifie sur le plan épistémique – elle vous permet d'accéder à un savoir, des idées, et une compréhension à laquelle on ne peut accéder autrement. Par exemple, pour choisir rationnellement si l'on veut devenir parent, il faudrait avoir déjà directement vécu la parentalité. De nombreuses lectures ou conversations avec des parents ne suffiront jamais à vous révéler ce que cela vous fera. C'est seulement en devenant parent que vous l'apprendrez, et d'ici là – c'est l'argument défendu par Paul – il sera trop tard. Peut-être vous rendrez-vous compte que la parentalité n'est pas faite pour vous, mais vous voilà déjà devenu parent. Vous ne pouvez réaliser ce choix qu'en état d'ignorance à propos de cette expérience.

Une expérience transformatrice vous change aussi sur le plan personnel. En devenant parent, des bouleversements radicaux peuvent s'opérer, par exemple dans vos valeurs et vos préférences, dans ce qui vous importe, ainsi que dans vos objectifs. Peut-être deviendrez-vous moins (ou plus) égoïstes ; peut-être accorderez-vous plus d'attention à d'autres personnes (vos enfants) qu'à vous-même. Peut-être serez-vous plus à l'écoute des besoins des autres, ou bien allez-vous découvrir que vous êtes incapable de résister à cette pression. Toutes les découvertes

---

1. L. A. Paul, *Transformative Experience*, Oxford, Oxford University Press, 2014.

que vous ferez sur vous-même et les différentes transformations, positives ou négatives, qui s'opéreront par cette expérience ne peuvent pas être connues et anticipées en amont.

Ces considérations, selon Paul, démontrent que les grandes décisions de la vie, telles que celle de devenir parent, ne peuvent pas être prises de manière rationnelle, c'est-à-dire, après avoir pesé le pour et le contre de chaque option, en prenant en compte toutes les conséquences possibles. Comme le décrit Paul,

> Lorsque se présente à vous une décision qui implique des expériences différentes de celles que vous avez connues jusqu'à présent, vous pouvez vous situer dans une situation épistémique particulière [...] vous en savez très peu sur votre futur possible [...] ces grandes décisions impliquent de choisir de vivre des expériences qui nous apprennent des choses que nous ne pouvons connaître par aucune autre source que cette expérience elle-même. [...] la majeure partie de ces expériences nouvelles et inconnues changent le cours d'une vie ou sont des bouleversements personnels. [...] nous n'apprenons ce que nous aurions eu besoin de savoir qu'après l'avoir vécu, et les changements se produisent en nous au fur et à mesure que nous les vivons[1].

Une expérience transformatrice, c'est cela. C'est le problème que nous rencontrons lorsque nous réfléchissons à une décision importante, comme celle de devenir parent : l'impossibilité pure et simple de prendre cette décision rationnellement, car nous ne connaissons pas les changements que cette expérience va produire en nous. Il nous est impossible de prédire la manière dont certaines des conséquences vont nous affecter, et nous nous trouvons donc incapables de faire un choix sur la base de ces conséquences.

Dans la prochaine section, je vais avancer l'idée que la décision de subir une greffe est une décision de ce type : il est impossible de la prendre rationnellement. Pour défendre cette position, il faudra d'abord que je montre qu'une greffe est ce que Paul nomme une expérience transformatrice. Je vais ensuite analyser le récit individuel d'une greffe proposé par le philosophe Jean-Luc Nancy, puis décrire l'effet transformateur d'une greffe comme la résolution de l'existence ombreuse causée par la maladie telle qu'on l'a discutée ci-dessus.

Cette résolution, cependant, ne conduit pas à la disparition de la maladie, mais nécessite plutôt que la personne vive la greffe comme une intrusion continue. On pourrait imaginer qu'avec la greffe, on évite de

1. *Ibid.*, p. 2-4.

« donner sa vie » à l'ombre, de capituler face à la maladie comme « forme existentielle totale ». Mais, avec la greffe, vient inévitablement un certain type d'expérience autotransformatrice qui, par sa nature, nous confronte de nouveau à l'ombre. La substitution d'un organe par un autre fait écho au meurtre de l'homme par l'ombre – les deux ne peuvent coexister. Il ne peut subsister qu'un seul homme avant et après la maladie, avant et après la greffe. Et après la greffe, l'ombre prend l'ascendant et provoque la mort de l'homme, et la vie qui reste est par définition une vie ombreuse et post-transformation.

L'illusion selon laquelle la greffe, en cas de succès, constituerait un « remède » est dissipée par cette logique de substitution. Une greffe n'est pas un remède mais le remplacement d'un ensemble de problèmes, la défaillance d'un organe, par un autre : les risques post-opératoires tels que le rejet, l'infection, et l'échec de la greffe. L'ombre de la maladie ne peut pas être effacée, cela même après le retrait de l'organe défaillant. La vie après la greffe se déroule dans l'ombre, même déguisée en homme.

La greffe en tant qu'expérience transformatrice

Le cas de la greffe est un exemple particulièrement marquant d'expérience transformatrice. C'est une expérience si inhabituelle, si profonde et si imprévisible qu'il est impossible pour un individu de choisir rationnellement s'il veut ou non la vivre, même dans le cas où la seule alternative serait la mort. Il n'y a rien d'autre, dans le cours ordinaire de la vie, qui ressemble, d'un point de vue phénoménologique, à une greffe. Nous perdons des parties de notre corps (les dents de lait tombent, nous perdons du poids, parfois un membre ou même un sens). Il nous arrive de posséder, temporairement, des parties du corps d'autres personnes au sein du nôtre – par exemple, lors des rapports sexuels. Mais aucune autre expérience n'implique le placement permanent de parties d'autres corps au sein du nôtre.

Pour mesurer le retentissement d'une telle procédure sur moi – pour Paul, ce type de décision se déroule toujours à l'échelle individuelle – il faut que j'en fasse l'expérience, celle de son déroulement, des incertitudes qui l'accompagnent, avec toutes les particularités de mon propre cas. Qu'est-ce qui fait que la greffe donne lieu à cette incertitude radicale et, par conséquent, à cette ignorance typique de situations où nous sommes confrontés à une grande décision de la vie ?

Nous allons illustrer comment la greffe correspond aux critères de Paul, en commençant par la transformation épistémique. Quiconque lit ces lignes sera d'accord pour dire que nous n'apprenons pas du tout les mêmes choses lorsque, d'un côté, nous lisons au sujet des greffes ou écoutons des témoignages de personnes greffées et lorsque, de l'autre, nous recevons nous-même une greffe. Les savoirs glanés lors de chacune de ces expériences sont significativement différents, en termes de profondeur et de précision. Il y a, en outre, une différence de principe entre le fait de lire à propos d'une expérience et celui de vivre cette expérience soi-même. Par la lecture vous pourriez glaner un savoir anthropologique sur ces expériences. Vous pourriez en apprendre beaucoup sur ce que cela fait de subir une greffe, sur, par exemple, les défis et les espoirs que l'on ressent. Cependant, vous ne pourriez pas apprendre ce que cela *vous* ferait de subir cette opération. Et cela, pour plusieurs raisons.

Premièrement, une greffe comporte une incertitude radicale au niveau des conséquences. Ces dernières peuvent varier considérablement selon l'organe greffé. Même pour un même organe, les conséquences sont très incertaines : on peut mourir en attendant l'Appel comme vivre plusieurs décennies après la greffe.

Au-delà de la survie, ce qui est tout aussi radicalement incertain, c'est la qualité de vie escomptée après l'opération. L'idée selon laquelle la greffe mettra un terme à nos difficultés médicales est fausse. La gestion de l'après-greffe est coûteuse, nécessite de l'autodiscipline et des responsabilités. Les médicaments se comptent par dizaines, et les effets secondaires de chacun d'entre eux doivent être surveillés. Le rejet et l'infection sont deux menaces supplémentaires qui planent continuellement sur la personne greffée. Un excès d'immunosuppression et le patient risque une infection. Un défaut d'immunosuppression et l'organe greffé peut être rejeté. Les complications possibles et les effets secondaires sont si nombreux et si variés qu'il est impossible d'en faire la liste ici. Il s'agit de véritables montagnes russes médicales.

Vous vous demandez peut-être pourquoi l'on voudrait se risquer à cela. Comme me l'a raconté l'infirmière coordinatrice des greffes au cours de mon examen, il y a deux raisons de faire une greffe. La première est la qualité de vie. L'autre est de rester en vie. C'est souvent une solution de dernier recours lors de la défaillance d'un organe critique. Et les enjeux sont différents lorsque la seule manière de rester en vie est par une greffe. Peut-être que l'incertitude décrite par Paul est diminuée, voire entièrement effacée, dans des situations de maladie si graves que la vie n'est plus préférable à la mort. Peu importe quel sera le résultat final lorsque la greffe est le seul moyen de rester en vie. Gill Hollis, greffée du poumon, se souvient :

> La nuit où j'ai reçu ma greffe, le trajet de la porte d'entrée à l'ambulance a été très difficile et pénible. Je me souviens très bien avoir dit à Peter (lorsque j'ai retrouvé mon souffle !) que quoi qu'il m'advienne cette nuit-là, c'était la bonne décision. (Communication personnelle)

Deuxièmement, une greffe provoque des bouleversements corporels, totalement inédits et aux conséquences imprévisibles. Ainsi, l'ignorance précédant l'expérience est prononcée. Comme le décrit Nancy, qui a subi une greffe du cœur, c'est un changement radical, qui implique une intervention chirurgicale majeure – la greffe d'un organe étranger dans son corps – et des changements causés par la prise de médicaments – tels que des stéroïdes à forte dose.

Troisièmement, bien que nous finissions tous par mourir, l'ignorance face à la mort est exacerbée dans le cas d'une personne greffée. Vous n'avez aucune idée du moment où une complication peut survenir, et si celle-ci sera résolue ou non. Si l'on utilise la greffe comme une métaphore : ce n'est pas seulement un organe qui est greffé dans notre corps, mais aussi un ensemble d'incertitudes, d'angoisses et d'inquiétudes. Au milieu de toutes ces incertitudes, on voit très bien ce que veut dire Paul à propos de transformation épistémique. L'inscription sur liste d'attente pour une greffe apporte la garantie d'une incertitude radicale à toutes les étapes du processus. L'incertitude est greffée sur notre corps et sur notre vie.

À l'échelle personnelle, Paul affirme que les expériences transformatrices modifient en profondeur nos valeurs, nos préférences et nos désirs et, par conséquent, notre identité. Il est facile à concevoir qu'une procédure aussi radicale qu'une greffe puisse changer les valeurs et préférences d'une personne greffée. Serait-il même possible de redevenir la personne que l'on était auparavant ? Même lorsque la procédure est un succès qui, disons, éradique la souffrance et le handicap de la maladie antérieure, on garde en soi les marques profondes causées par la maladie, l'attente et, enfin, par l'opération et ses séquelles. Il est impossible de redevenir la personne que l'on était auparavant. C'est aussi en cela qu'une greffe est transformatrice.

C'est pourquoi l'énigme décrite par Paul dans son livre est présente dans les cas de greffe : il n'est pas possible de choisir, de manière rationnelle et informée, de subir cette procédure, cela du fait des incertitudes liées aux transformations épistémiques et personnelles qui y sont associées, et qui produisent en soi une ignorance radicale. Je reviendrai sur ce point à la fin du chapitre. Je souhaite maintenant mobiliser les réflexions de Jean-Luc Nancy, qui a écrit sur sa propre expérience d'une greffe du cœur.

L'Intrus

Au début des années 1990, Nancy a subi une greffe du cœur qui est à l'origine d'une réflexion philosophique extraordinaire, *L'Intrus*. Dans ce court texte, Nancy décrit son expérience d'une pathologie cardiaque, de l'attente avant de recevoir une greffe du cœur, de l'opération elle-même, et des séquelles de cette procédure complexe et risquée. Comme dans « L'ombre », on trouve ici deux cœurs, un qui remplace l'autre. Et comme la logique de substitution en jeu dans « L'ombre », ici aussi les deux ne peuvent coexister : quelqu'un doit mourir pour que Nancy puisse vivre. Ces deux cœurs ne peuvent pas battre simultanément. Cela nous fournit une explication possible à la nécessité du meurtre de l'homme par l'ombre. Il doit se débarrasser de l'homme parce que la duplication ou la coexistence ne sont pas possibles. La donneuse doit mourir pour que Nancy puisse recevoir son cœur. Bien sûr, la donneuse serait de toute façon morte un jour, mais sa mort est une condition pour que la greffe se réalise.

Mais la maladie qui l'a conduit à avoir besoin d'une greffe est aussi une intrusion. Comme le décrit Nancy,

> Mon cœur devenait mon étranger : justement étranger parce qu'il était dedans.

> Il me devenait étranger, il faisait intrusion par défection [...]. Un doux glissement me séparait de moi-même. [...] quelque chose se détachait de moi. [1]

Avec l'arrivée de la conscience de la maladie, l'organe malade devient progressivement perçu comme intrusif, un corps étranger, qui s'infiltre dans le corps qui fut un jour intact et transparent, et dont la santé allait de soi. Ainsi la maladie doit prendre le contrôle de la vie de la personne malade, tandis que la vie antérieure en bonne santé doit cesser d'exister. Le récit de notre vie est unique. Et cette vie devient maintenant la vie après-maladie (et plus tard, peut-être, la vie après-greffe), une vie transformée. Aucune autre vie n'est possible désormais, et il est impossible de revenir en arrière.

La vie après-greffe devient donc une nouvelle forme de vie, imprégnée d'altérité, d'intrusion, où l'on est, comme dit Nancy, « ouvert fermé » pour toujours. Sa cage thoracique a été recousue, mais l'entaille, la cicatrice, et, surtout, l'engagement continu avec le régime de vie complexe et

---

1. J.-L. Nancy, *L'intrus*, Paris, Galilée, 2000, p. 16-17.

délicat imposé après une greffe signifie que Nancy n'est plus la même personne. Les présences constantes du suivi médical, des interventions, de la surveillance et des traitements ont pris le dessus sur sa vie, tout comme l'ombre a pris le dessus sur la vie de l'homme.

Nancy décrit comme il est dorénavant tracassé par les exigences d'après-greffe, qui comprennent une surveillance continue et des interventions médicales :

> Ce sentiment général de ne plus être dissociable d'un réseau de mesures, d'observations, de connexions chimiques, institutionnelles, symboliques, qui ne se laissent pas ignorer comme celles dont est toujours tissée la vie ordinaire, mais qui, tout au contraire, tiennent expressément la vie sans cesse avertie de leur présence et de leur surveillance[1].

Qu'est-ce que cette ombre/ cet étranger/ ce cœur intrus? On peut d'abord affirmer que l'organe greffé est un étranger ou un intrus au sein d'un corps auparavant uniforme d'un point de vue immunologique. De nouvelles cellules, de nouveaux gènes, un nouveau type sanguin, de nouveaux tissus et de nouveaux microorganismes sont tous introduits dans le corps greffé. Le cœur qui bat dans la cage thoracique de Nancy n'est plus son cœur, mais le cœur d'un étranger introduit dans son corps, avec toutes les connexions requises, pour remplacer le cœur défaillant de Nancy. Par cette description, la greffe apparaît comme une intervention physiologique : l'organe défaillant est retiré et remplacé par un organe fonctionnel. Alors pourquoi Nancy décrit-il cette procédure comme une « aventure métaphysique »?

Je pense que Nancy possède de bonnes raisons d'utiliser l'expression « aventure métaphysique ». La greffe peut influer, sur le plan personnel, sur de nombreux concepts métaphysiques fondamentaux, tels que l'espace, le temps, l'identité et le changement. D'abord, l'attente d'une greffe, et sa réception, nous rapprochent de la mort. Cette proximité et la menace qu'elle représente peuvent inciter la personne malade à se rendre compte de la fragilité de la vie, ainsi que de la brièveté et de la vulnérabilité de l'existence. Cela peut initier des réflexions plus larges, souvent d'ordre métaphysique, sur la valeur de la vie, sa brièveté, et la signification de la mort.

Dans l'attente d'une greffe, la mort est tellement proche que l'attente elle-même peut être considérée comme plus difficile que la greffe suivie de la convalescence post-opératoire. Imaginez que vous savez que vous êtes sur la liste d'attente. L'Appel peut survenir à tout moment. Vous

1. J.-L. Nancy, *L'intrus*, *op. cit.*, p. 40-41.

devez être disponible, les affaires prêtes à être saisies en quelques instants, en sachant que vous ne reviendrez peut-être jamais. Imaginez le trajet dans l'ambulance, l'entrée dans l'unité, se doucher et mettre une blouse d'hôpital. Imaginez que vous soyez préparée pour une opération pour ensuite attendre, allongée, pendant que, quelque part dans le pays, le corps du donneur est ouvert, son organe collecté, puis envoyé vers votre centre de greffe, où il sera examiné. Il arrive souvent que l'organe ne convienne pas, et que la procédure soit annulée.

Vous rentrez chez vous en ayant froid, faim et soif, après avoir jeûné de nombreuses heures, et il ne vous reste qu'à attendre à nouveau. Des centaines de personnes meurent au Royaume-Uni chaque année sur la liste d'attente d'une greffe. La majorité d'entre eux savent qu'ils ne vivront pas suffisamment longtemps, ou ne se sentiront pas suffisamment bien au moment où l'Appel retentira. C'est pourquoi l'attente et les « fausses alertes » sont une épreuve en soi. Vous êtes plus proches de la mort, et vous disposez même de temps pour contempler votre mort, pendant que vous êtes sur liste d'attente, peut-être plus encore qu'à n'importe quel autre moment de la vie. La proximité de la mort nous confronte aux difficultés métaphysiques et existentielles de la vie de manière extrêmement personnelle et pressante.

Subir une greffe est métaphysique de deux autres manières. La procédure est si brutale et si extrême que vous ne savez pas ce qu'il restera de vous, s'il reste quelque chose, à la fin. Vous pourriez devenir très différente de celle que vous étiez auparavant, comme le décrit l'analyse ci-dessus. Il n'est pas possible de savoir, avant la procédure, comment cela va se passer et comment cela va vous affecter. Un éventail complet de résultats est possible. Comme nous l'avons discuté plus haut, il s'agit réellement d'une expérience transformatrice telle la décrit Paul.

En outre, vos sensations et vos modes d'intéroception sont bouleversés par cette expérience. Les patients greffés font souvent part de changements marqués dans leur personnalité, leurs goûts et leur identité. Une médication imposante peut contribuer à cela, tout comme la période prolongée de maladie qui précède habituellement une greffe, et le calvaire de vivre une opération grave. Le corps se remet de l'opération, mais aussi d'avoir vécu avec un organe défaillant. Des changements profonds, dans l'identité comme dans les capacités, sont justifiés et courants.

Enfin, la mise à nu de sa physiologie et l'étendue du bricolage effectué sur son corps ont nécessairement des répercussions métaphysiques. Elles affectent le « si », le « comment » et le « pourquoi » qui encadrent nos réflexions sur la relation entre corps et esprit et notre conception de ce que c'est d'être en vie. Le fait de subir une anesthésie et d'être inconscient pour une durée importante signifie aussi que la frontière liminale entre la vie et la mort a tout au moins été approchée.

À la suite de cette aventure métaphysique, l'intrus/ l'ombre règne en maître : l'organe greffé a été incorporé, et ce succès médical n'est pas capable de faire oublier l'intrusion. Tout comme pour l'ombre, l'assimilation est impossible. Le cœur greffé peut substituer le cœur explanté ; il ne peut pas l'assimiler et, par conséquent, « l'avènement [de l'intrus] ne peut être stoppé ». L'intrus/ l'ombre devient l'homme.

La vie après-greffe est tout simplement la vie sous l'intrusion. C'est une vie onéreuse, technologiquement contraignante, qui nécessite un suivi constant, cause des effets iatrogènes, et crée de la souffrance. Et cette souffrance, selon Nancy, naît du « rapport d'une intrusion et de son refus ». Le nouvel organe fait intrusion, et le système immunitaire du corps le refuse. Les immunosuppresseurs et autres médicaments sont utilisés pour accommoder ce refus, et pour maintenir un équilibre délicat entre la nécessité d'éviter le rejet de la greffe et le besoin de se protéger contre des infections. Cette situation provoque un rejet et une souffrance continue.

Similairement, l'homme rejette continuellement l'ombre, mais devient ensuite enchaîné à elle puis éventuellement anéanti par elle. Et bien que Nancy soit toujours en vie [1] (la greffe a été un succès), il ne se perçoit plus comme pleinement vivant : « l'étranger multiple [...] n'est autre que la mort, ou plutôt la vie/ la mort ». Le régime médical de surveillance et d'intervention continue est ressenti par Nancy comme différent de la vie telle qu'il l'a connue, même avec une maladie du cœur. Sa vie est maintenant vécue au bord de la mort, une vie/ une mort, telle qu'il la nomme. Et cela, parce que « devenir étranger à moi [c'est-à-dire immunodéprimé] ne me rapproche pas de l'intrus ».

La caractéristique principale de l'intrusion est qu'elle est continue – « dès qu'il s'en produit une, elle se multiplie, elle s'identifie dans ses différences internes renouvelées ». Ou, autrement dit, « l'étrangeté et l'étrangèreté deviennent communes et quotidiennes ». Voici la signification de la vie/ la mort : il s'agit d'une vie où l'étrangeté n'est plus remarquée comme étrange, et où la vie quotidienne ordinaire est remplacée par un régime complexe de surveillance et d'intervention. C'est pourquoi le fait de subir une greffe revient à s'insérer dans un nouvel ensemble de problèmes médicaux qui peuvent constituer une « maladie de la greffe », pour emprunter l'expression de Mark Tonelli.

---

1 Le livre a été publié en 2019, avant le décès de Jean-Luc Nancy en 2021. [NdT]

Étranger à moi-même

De nombreuses maladies et situations humaines peuvent, temporairement ou définitivement, nous rendre étranger à nous-même. Dans certaines analyses, telles que les analyses psychanalytiques, cette altérité est invariablement présente en moi, car je suis partiellement cachée et opaque à moi-même, constituée de conflits internes. Mais cette altérité est plus centrale et plus apparente dans les trois situations décrites dans ce chapitre. Dans la première, l'ombre fait scission avec l'homme et réapparaît en tant qu'autre meurtrier. Ici, l'homme est progressivement vidé de sa substance – il maigrit, tombe malade – tandis que l'ombre se remplit (l'ombre dit, « c'est que je suis devenue corps ; j'ai de la chair, et je porte des habits »).

Dans la deuxième, l'expérience transformatrice me modifie à tel point que je deviens étrangère à moi-même : la personne avant l'expérience ne sait pas ce que deviendront les vœux et les désirs de la personne après cette expérience, ce à quoi elle aspirera, ce qu'elle considèrera comme important, etc. Dans la troisième, l'intrus est un organe étranger, la greffe, qui déstabilise continuellement et affecte l'intégrité de la personne greffée.

Ensemble, ces trois manières d'articuler cette étrangeté en moi dans le contexte de la maladie, et la nécessité de recevoir une greffe, expriment que je suis étrangère à moi-même ; cette altérité peut être exprimée comme le fait de vivre une intrusion continue ; et, au final, par le fait qu'une greffe me transformera.

Prendre cette décision ne sera probablement pas un choix rationnel. Il se pourrait que ce ne soit tout simplement pas un choix.

CHAPITRE VI

VIVRE AU PRÉSENT

Que feriez-vous si l'on vous annonçait qu'il ne vous restait qu'un an à vivre ? Un mois ? Un jour ? Vous élaboreriez des stratégies très différentes selon le scénario. La diversité de nos attitudes envers la vie dépend, en partie, de notre estimation du temps qu'il nous reste. Certaines personnes trouvent que la vie est très longue ; qu'être donné sept ou huit décennies à vivre suffit amplement. D'autres estiment qu'ils seraient heureux s'ils pouvaient devenir immortels. Pour d'autres encore, l'immortalité serait intolérablement ennuyeuse. Chacun d'entre nous possède ses propres notions du temps, de la mortalité et de la vie bonne.

Ces trois notions sont, en outre, liées et elles permettent d'éclairer la maladie. Comme nous l'avons vu dans le chapitre IV, on ne peut pas vivre une bonne vie si l'on est constamment aux prises avec la peur de la mort. D'autres peurs de ce qui peut nous arriver dans le futur peuvent nous perturber, nous empêcher de bien vivre au présent. Les souvenirs d'un passé difficile peuvent aussi interférer avec notre bien-être au présent. Dans ce dernier chapitre, je vais montrer en quoi nos concepts de temps et de bien-être sont liés, et comment certaines idées philosophiques peuvent nous mener à une vie plus heureuse, même lorsque celle-ci est vécue dans l'ombre de la maladie.

Commençons par le temps. L'espérance de vie en Occident, disons 75 ans, est-elle longue ou courte ? Disposons-nous de beaucoup de temps, ou bien est-ce trop peu ? Notre expérience du temps dépend de ce que nous souhaitons accomplir et du plaisir que nous prenons à le faire. Si j'ai pour but de creuser un tunnel vers l'autre côté de la Terre en utilisant une cuillère, une espérance de vie moyenne serait trop courte pour le réaliser. Si je souhaite simplement m'amuser, passer de bons moments, manger de la bonne nourriture …, cela n'a pas beaucoup d'importance si je fais ces choses pendant 20, 50 ou 100 ans (en supposant que le plaisir que j'y prends reste constant au cours de ma vie d'adulte). La vie en soi n'est donc ni longue ni courte ; elle est longue ou courte relativement à ce que l'on veut en faire. Certains projets nécessitent plusieurs décennies, d'autres sont de courte durée.

De même, notre conscience du temps altère notre estimation de la longueur d'une période donnée. Il est de notoriété publique que l'attente ralentit le temps pour nous, alors que l'amusement le fait filer. Il n'y a rien de factuel dans l'affirmation que l'espérance de vie moyenne est longue ou courte. Mais il existe une moyenne, dans notre monde occidental privilégié, qui nous affirme que nous pouvons nous attendre à vivre de 75 à 85 ans, à quelques années près. Et nous ajustons nos projets et nos attentes en fonction de cela. Nous repoussons certaines choses, et nous nous dépêchons d'en réaliser d'autres. Nous passons des décennies à nous éduquer et à nous former. Nous traversons l'enfance, l'adolescence et le début de l'âge adulte en pensant que nous avons plein de temps. Nous abordons notre vingtaine et notre trentaine avec le sentiment implicite que le temps est une ressource abondante que nous pouvons gaspiller, parce que la vie est si longue et qu'il nous en reste tellement. Être vieux est quelque chose qui arrivera plus tard. Mourir est quelque chose qui arrivera bien plus tard encore. Pas besoin d'y penser maintenant.

Les modes de pensée qui accompagnent typiquement cette attitude sont « un jour » et « plus tard ». Un jour, j'apprendrai à jouer du piano ; un jour, je voyagerai en Afrique. Les reports, la procrastination et les délais sont des éléments fondamentaux dans nos vies. Nous ressentons habituellement qu'il y aura du temps – cet insaisissable « plus tard » – pour faire les choses que nous ne voulons pas faire maintenant. Détenir cette provision illimitée de « plus tard » est associée à un sentiment de regret, qui apparaît lorsque nous considérons les occasions manquées, les routes qui n'ont pas été prises. Mais le temps avance toujours, et rarement nous avons l'occasion de corriger les erreurs du passé ou de saisir à nouveau les opportunités manquées.

Nous réfléchissons au temps lorsque nous faisons des prévisions et des projets. Nous avons normalement une idée claire de ce que nous ferons la semaine prochaine, quelques idées de ce que nous aimerions faire l'été prochain et un vague plan pour les cinq ans à venir. Nous détenons aussi, peut-être plus implicitement, un projet de vie plus général : là où nous aimerions être dans 10, 20 ou 30 ans. Ces projets sont fondés sur l'espoir raisonnable que nous serons en vie dans le futur prévisible et que nos proches le seront aussi. Nous n'apprécions guère les événements dramatiques lorsqu'ils concernent notre vie. Surtout, nous voulons que les choses restent constantes : ne pas vieillir, ne pas perdre nos parents, ne pas voir nos enfants quitter le domicile.

Tout cela change lorsque la maladie vous touche. La vie cesse d'être un long fleuve tranquille. Le futur ne contient plus la vague promesse de vivre encore pour des décennies. La mort n'est plus une notion abstraite, éloignée. La lentille à focale douce est remplacée par une loupe acérée à travers laquelle les stades terminaux de la maladie peuvent être discernés dans ses détails nauséabonds. L'avenir se recroqueville sur lui-même et apparaît à la fois dénudé et radicalement diminué. Il possède dorénavant un point de chute clair.

Plusieurs fois, des personnes à qui j'ai parlé de ma maladie m'ont demandé, « Alors, combien de temps vous reste-t-il ? ». La question me laisse toujours hors d'haleine, comme après un coup de poing dans l'estomac. Une fois surmonté le dégoût envers la désinvolture avec laquelle la question m'est posée, je me demande alors pourquoi ils souhaitent savoir. Ils cherchent, je crois, à situer mon histoire au sein d'un cadre temporel. Ils veulent savoir à quel point ma situation est mauvaise. Et « le temps qu'il me reste » est un moyen de s'en faire une idée.

Mon rapport au temps a évolué. Je me suis mise à le traiter avec le plus grand sérieux. Il m'était devenu capital de profiter pleinement des choses : mémoriser les sensations, les images, les moments. J'ai développé cette attitude, en partie par anticipation des jours où je ne serai peut-être plus capable de quitter la maison, ou mon lit, mais aussi pour vivre avec le sentiment d'avoir pris le temps d'apprécier vraiment, de ressentir vraiment les choses plaisantes. Je voulais me sentir vivre pleinement au présent. Sentir que je *suis* le moment présent.

Se concentrer sur le présent, c'est apprendre à écarter la présence du futur, là où de nombreux amis paraissaient faire le contraire. Ils semblaient toujours vivre dans l'attente de quelque chose : la promotion, la naissance, le voyage. Moi, il ne pouvait rien m'arriver d'autre que des mauvaises nouvelles. Cela m'était égal d'être promue. Je savais que je ne pouvais pas avoir d'enfants, et que je ne pouvais pas voyager. Seules des mauvaises nouvelles croisaient régulièrement mon chemin : une nouvelle détérioration, des kystes inquiétants dans le bassin, l'accroissement de ma douleur et de mon handicap. Mon futur ne contenait aucune autre promesse que celle de la détérioration et du rétrécissement rapide de mon monde.

Étant confrontée à de telles incertitudes, j'ai dû apprendre à ne pas trop m'inquiéter à ce sujet. Je vis avec le risque de nombreuses complications. Mes poumons peuvent lâcher à tout moment, perdre toute utilité. Le fluide lymphatique qui s'accumule autour des poumons pourrait m'envoyer à l'hôpital. Les tumeurs rénales peuvent causer des hémorragies. Les blocages lymphatiques peuvent causer de la douleur et un gonflement dans l'abdomen… La liste est longue et effrayante.

Les jours suivant mon diagnostic, j'étais terrifiée et je marchais sur des œufs, ressentais l'omniprésence du danger. Puis j'ai fini par arrêter d'y penser. Lorsque les douleurs à la poitrine sont venues, je les ai acceptées. Lorsque mes vaisseaux lymphatiques se sont dilatés, source de douleurs continues, je l'ai accepté aussi. Oui, il peut m'arriver à tout moment des choses terribles, mais pas maintenant. Et c'est maintenant que se déroule ma réalité : le temps liquide s'est solidifié en cristaux de « maintenant ». Je saisis ce cristal à deux mains, le serre, le savoure ; j'en profite. Le « maintenant » est dorénavant le lieu où je réside.

La fragilité du présent, mais aussi sa préciosité, est désormais l'un des fondements de mes expériences. J'ai appris à me promener dans le présent, à faire dérailler le train de mes pensées au sujet du futur, de toutes ces choses effrayantes et douloureuses qui peuvent arriver, du besoin d'une greffe de poumons. Des choses qui paraissaient surréalistes font désormais partie de mon quotidien. Utiliser de l'oxygène, être atteinte d'une maladie potentiellement mortelle, souffrir d'essoufflements sévères à chaque petit bouleversement de ma routine quotidienne. J'y pense chaque matin au réveil et lorsque mes journées se terminent. Je lutte pour ne pas laisser ces pensées accaparer tout l'espace entre les deux.

Il m'arrive, la nuit, de me réveiller en y pensant. Au début, j'étais terrifiée. Je voulais réveiller mon mari, partager avec lui mes pensées et mes craintes. En parler n'aide pas, mais capituler face aux pensées oui. Lentement, j'ai appris à succomber. Dorénavant, allongée sur ce lit, je réalise à quel point ma situation s'est dégradée. À quel point j'ai peur. Le peu de contrôle dont je dispose. Et, au bout d'un moment, mon esprit est à bout, les pensées ruissellent le long de moi, et je me rendors. J'ai appris à ne pas les combattre. Les pensées s'en vont et reviennent. Se battre contre son propre esprit demeure ici une stratégie perdante. Il vaut mieux lâcher prise. Dorénavant, si je me réveille, je reste calmement allongée dans le noir, je ne succombe plus à l'effroi. Les pensées tourbillonnent dans mon esprit. Je les laisse traverser ma conscience, pour finalement laisser place au sommeil. Nous nous accommodons de situations bien étranges.

Plus concrètement, certains investissements ne me paraissent plus dignes d'être réalisés. Je n'économise plus d'argent. J'ai cessé d'alimenter mon fonds de pension. Si je désire faire quelque chose, je ne ressens ni hésitation, ni culpabilité à y donner du temps ou de l'argent. Cela ne sert à rien d'économiser pour les jours de pluie. Ma vie est un ouragan quotidien. Je me fais plaisir avec beaucoup de choses que je ne me serais pas permises lorsque j'étais en bonne santé. Je fais beaucoup moins attention à ce que les gens pensent de moi. C'est libératoire de vivre dans le présent. C'est libératoire d'être débarrassée de choses à prévoir, de ne plus fabriquer de futurs, de ne plus élaborer de stratégies.

Je me suis rendu compte, à ma propre surprise, que mon enthousiasme et ma joie étaient amplifiés, résonnaient plus intensément dans les confins étroits du présent. Toute mon énergie et mon bonheur sont canalisés vers le *maintenant*, dans l'aujourd'hui : comme il est bon d'être *ici*, au soleil ; de se faire masser, d'écouter de la belle musique, de rire jusqu'à l'étourdissement, de m'asseoir au coin du feu, et de vivre l'amitié, l'amour, le soleil, l'indolente sensation de se réveiller après un profond sommeil, la vive autorité de la beauté.

J'ai arrêté de regarder au loin. Je ne crois plus en la culmination de ma vie en un quelconque événement : avoir des enfants, une promotion, une demande de subvention réussie. Les choses qui me semblaient de formidables accomplissements sont dorénavant dispensables. Qu'elles arrivent ou non, cela n'aura pas l'importance que j'aurais pu leur accorder auparavant. Je ne fais pas de projets pour l'an prochain ni même pour dans six mois. Lorsque j'entends les gens dire, « Je prépare un voyage autour du monde dans deux ans, pour ma retraite », leur orgueil me donne des frissons. Mes projets sont à présent modestes : un article, un court ouvrage, un week-end en Écosse. Même ces derniers dépendent d'un ensemble de conditions : si je peux voyager ; si je ne suis pas sur liste d'attente pour une greffe.

Tout comme mes horizons géographiques ont rétréci parce qu'il ne m'est plus possible de prendre l'avion, mes horizons temporels sont devenus tronqués. Et bien que j'accepte les invitations pour des conférences et des voyages des mois en avance, je me dis toujours : Dieu sait ce qu'il peut m'arriver d'ici là. Le long fleuve tranquille est devenu une série turbulente de rapides.

La philosophie comme thérapie

Dans ce livre, nous avons proposé une analyse de l'expérience vécue de la maladie. Nous avons médité sur la manière dont la vie change dans la maladie, expliqué pourquoi l'approche naturaliste de la pathologie doit être enrichie, comment le monde social du malade est affecté par la maladie, et dans quelle mesure le bien-être est possible au sein de la maladie. Nous avons ensuite étudié la peur de la mort et avons proposé différentes stratégies pour aider à accepter cette peur. Nous nous sommes ensuite penchés sur les pouvoirs transformateurs de la maladie et de la greffe. Notre tâche finale est la mise en pratique de ces idées au sujet d'une question fondamentale pour un malade : comment dois-je vivre *maintenant ?* Quel type de vie devrais-je mener au présent ? Il faut pouvoir donner une signification concrète à mes deux conclusions principales : que la maladie doit être comprise dans une perspective phénoménologique et qu'une bonne vie est possible au sein des contraintes de la maladie. Nous avons besoin de spécifier ce qu'est une bonne vie avec la maladie. J'avance l'idée qu'une manière de bien vivre avec la maladie consiste à vivre au présent.

Apprendre à vivre au présent, c'est apprendre à être heureux maintenant, quelles que soient les menaces que porte notre futur. C'est apprendre à mettre de côté les souvenirs des capacités passées et les peurs de l'avenir pour qu'ils n'envahissent pas le présent. En modifiant notre rapport au temps, nous pouvons améliorer la qualité du présent et mesurer combien nous aimons vivre *maintenant.*

En utilisant la philosophie comme moyen d'exploration des manières de bien vivre au présent, j'espère aussi montrer son rôle important de guide dans la vie quotidienne. Par cette approche, je poursuis une tradition antique en philosophie qui consiste à voir la philosophie comme une aide pratique à vivre. Dans ce chapitre, nous mobilisons la philosophie, un peu comme nous avons fait tout au long du livre, pour réfléchir sur notre bien-être et pour l'améliorer. Et il n'y a pas de meilleur point de départ que les philosophes de la Grèce antique, qui considéraient la philosophie comme une alliée de premier plan dans notre quête de la vie bonne.

Dans le chapitre IV, j'ai choisi de présenter les idées d'Épicure et de Heidegger du fait des convergences que présentent leurs positions. Pour ces deux penseurs, les questions philosophiques sur la façon d'appréhender la mort sont à la fois personnelles, pressantes et concrètes. Plus généralement, dans la Grèce antique, la philosophie avait un but appliqué : la promotion de la *phronesis*, la sagesse pratique. Ce n'était pas une activité abstraite, théorique, désengagée de la vie de tous les jours. Au contraire, la philosophie était l'outil avec lequel analyser, critiquer et, enfin, améliorer la vie quotidienne.

Cette fonction est apparente dans les écrits d'Épicure. Il considérait la philosophie comme une médecine pour l'âme, une forme de thérapie par les mots. Pour lui, la philosophie présente des arguments thérapeutiques qui aident à mieux discerner la réalité et à se doter de concepts plus précis avec lesquels comprendre notre vie.

> Vides sont les mots de ces philosophes qui n'offrent de remèdes pour aucune des souffrances humaines. Car de même qu'il n'y a aucune utilité dans l'art médical s'il ne donne pas de traitements pour les maux du corps, de même il n'y en a aucune dans la philosophie si elle n'expulse pas la souffrance de l'âme[1].

Comme le dit Martha Nussbaum, nous pouvons mobiliser la philosophie pour comprendre les formes d'expression de la maladie au sein des vies humaines et ainsi voir ce dont ces dernières ont besoin. Mais tout cela n'est qu'un prélude à une tentative de guérison de ces vies et de leur donner ce dont elles ont besoin. « Le but de la philosophie est l'épanouissement humain », écrit-elle[2].

Comment la philosophie peut-elle donc purger la souffrance de l'âme ? De quelles manières peut-elle aider dans la quête de la vie bonne ? Épicure considérait la philosophie comme une activité qui procure une bonne vie grâce à des arguments et des raisonnements. Aux yeux d'Épicure, l'angoisse mentale est le résultat de fausses convictions. L'emploi de bons arguments contre ces fausses convictions peut dissoudre cette angoisse tout comme des antalgiques dissolvent la douleur physique. Comme écrit Nussbaum, « la motivation principale pour philosopher est l'urgence de la souffrance humaine, et l'objectif de la philosophie est l'épanouissement humain »[3]. La philosophie est un art dont les outils sont les arguments, mais ces arguments sont défectueux s'ils n'apportent aucun changement dans les convictions des lecteurs. De ce point de vue, la philosophie est liée à l'action et au changement tout autant qu'elle l'est à la rigueur et à la validité logique.

Reconnaître la fausseté de nos convictions est un premier pas crucial vers l'élimination de fausses croyances et de jugements erronés. Nous

---

1. Épicure, *Lettres, maximes et autres textes, op. cit.*, p. 189-190.
2. M. Nussbaum, *The Therapy of Desire*, Princeton, Princeton University Press, 1994, p. 34.
3. *Ibid.*, p. 15.

pouvons faussement croire que l'argent est la chose la plus importante dans la vie. Si nous prenons au sérieux les arguments d'Épicure sur l'insignifiance des biens externes, nous pouvons nous libérer de nos convictions erronées sur l'importance de l'argent et ainsi cesser de souffrir d'en manquer. De même, nous pouvons croire qu'une bonne santé est une condition nécessaire au bien-être et nous sentir désespérés en son absence. Équipés de la notion de santé au sein de la maladie, nous pouvons nous libérer de cette croyance et trouver du bonheur malgré une santé partielle. Il s'agit d'exemples de souffrances créées par de fausses convictions et du soulagement qui peut être apporté par leur suppression.

Dans les chapitres précédents, nous avons largement discuté de problèmes pratiques (mais aussi philosophiques) qui surgissent à l'apparition de la maladie. Ces problèmes sont nombreux et adoptent une variété de formes et d'intensités. Comme nous l'avons vu dans le chapitre III, les expériences de la maladie sont d'une pluralité frappante. Il existe cependant des questions que se pose chaque malade. Ces questions peuvent être résumées en une seule : comment affronter des circonstances défavorables sur lesquelles je n'ai aucun contrôle ?

Sous cette forme générale, cette question n'est plus seulement commune à de nombreux malades, mais elle accompagne l'humanité toute entière depuis des milliers d'années, quelles que soient les cultures et les religions. Il est délicat pour nous d'y répondre, dans la mesure où nous devons reconnaître le peu de contrôle que nous exerçons sur nos vies. Il est d'autant plus difficile d'y répondre qu'il n'existe pas vraiment de réponse satisfaisante à la question suivante : que faire lorsque la situation se dégrade terriblement et que rien ne peut l'améliorer ?

C'est ici que la philosophie, ou le changement de notre manière de penser, constitue un outil puissant. Je ne peux pas changer la réalité ; ma maladie est vouée à rester. Mais je peux contrôler certains des éléments qui constituent ma vie. Je peux, par exemple, contrôler mes pensées dans une certaine mesure ; je peux contrôler mes réactions ; je peux cultiver les aspects heureux de ma vie, et je peux dire non à des pensées et des actions qui me mettraient en détresse. Je peux disposer de mon temps et rejeter des pensées qui me causent du tourment. Je peux apprendre à penser avec clarté à ma vie, en donnant du sens même aux événements qui échappent à mon contrôle, et faire évoluer mes conceptions du bonheur, de la mort, de la maladie et du temps.

Tout au long de ce livre, j'ai tâché de montrer comment tout cela est possible. Faire sien le concept de santé dans la maladie et surmonter notre peur de la mort sont deux moyens à notre disposition pour changer notre attitude envers la maladie. Nombreux sont ceux qui expriment la fierté qu'ils éprouvent à propos de la résilience dont ils font preuve, de leur nouvelle approche de la vie et de leur appréciation plus profonde des bonnes choses qu'elle contient. Nietzsche semble avoir saisi cette capacité régénérative de la maladie lorsqu'il écrit au sujet de sa longue période de convalescence :

> [J]e redécouvris pour ainsi dire la vie, y compris moi-même, avec des yeux neufs, je savourai toutes les bonnes choses, et même les petites, comme d'autres auraient du mal à les savourer – je fis de ma volonté de santé et de *vie* ma philosophie... mes années de plus faible vitalité furent celles où je *cessai* d'être pessimiste [1].

Plusieurs philosophes pensent qu'il faut se concentrer sur la vie au présent et changer notre point de vue sur le temps pour atteindre le bien-être. La section finale du livre discute de l'idée de vivre au présent et mobilise les approches d'Hadot et d'Épicure pour répondre à notre question : « comment bien vivre avec la maladie ? ».

« Seul le présent constitue notre bonheur »

Le philosophe français et spécialiste de la Grèce antique, Pierre Hadot (1922-2010), s'inscrit dans la tradition épicurienne et affirme que seul le présent constitue notre bonheur. Dans le chapitre IV, nous avons appris que, pour Épicure, la quantité et la durée d'un plaisir n'ont aucune importance. Une fois atteinte l'absence complète de douleur mentale et physique, tout plaisir additionnel n'apporte rien à la valeur de cet état. De plus, que cette absence complète de douleur ne dure qu'un instant ou se poursuive sur une vie entière ne fait aucune différence pour Épicure : le bonheur parfait a été atteint, et le prolonger ne le rendrait pas plus parfait qu'il ne l'est déjà. Mais pour atteindre un tel moment de bonheur parfait, nous devons nous débarrasser de la nostalgie du passé et de l'angoisse du futur. Apprendre à vivre dans le présent et connaître la « santé du moment » sont les apogées de la philosophie épicurienne.

Hadot se tourne vers Goethe et ses descriptions du rapport antique au temps. Selon Goethe, dans les temps anciens, l'instant présent était lourd de sens, rempli d'importance et d'intensité. Chaque moment était vécu dans toute sa richesse et se suffisait à lui-même. Il n'y avait besoin de se

---

1. F. Nietzsche, *Ecce homo, comment on devient ce qu'on est*, trad. fr. J. Hémery, Paris, Gallimard, 2012, p. 49.

tourner ni vers le passé ni vers le futur pour vivre le présent pleinement. Cette capacité à vivre au présent a été perdue, dit Goethe ; nous ne savons plus vivre au présent. Nous prenons le futur pour notre idéal et l'infusons de sens, d'espoir et de désir, tout en négligeant le présent. Nous voyons celui-ci comme un lieu banal et trivial, comme un portail vers des temps meilleurs, plus intéressants. Nous ne savons plus agir au présent. Nous avons perdu « cette sensation superbe du présent »[1].

L'idéal antique était de savoir comment vivre au présent et comment en faire l'usage. Savoir vivre au présent, c'est pouvoir se satisfaire de l'instant présent, de notre existence terrestre. Faire bon usage du présent, c'est être en capacité de reconnaître et de saisir l'instant décisif, se détacher du regret du passé et des futurs indésirables. Pour illustrer cette saisie de l'instant, on peut penser à un danseur qui connaît le moment décisif d'un mouvement, ou à un photographe qui connaît le moment exact pour ouvrir l'obturateur ; un instant qui saisirait une certaine situation de la meilleure des manières. Capturer chaque instant dans sa plénitude, dans son importance et son unicité, c'est ce que nous apporte la pleine appréciation du présent. Cet idéal d'existence dans l'instant et de réalisation de son immense importance trouve son écho dans la « Neuvième Élégie de Duino » de Rilke :

> *Une* fois chaque chose, rien qu'*une* fois. *Une* fois et c'est tout. Et nous aussi rien qu'*une* fois. Et jamais plus. Mais *une* fois, quand ce ne serait qu'*une* fois, avoir été cela : *de cette terre*, voilà qui semble irrévocable[2].

La principale leçon que Goethe retient des philosophes antiques est d'apprendre à se libérer du passé et du futur pour vivre au présent. Épicure affirme que le bonheur ne peut être trouvé que dans le présent ; qu'un seul instant de bonheur est l'équivalent de son éternité ; et que le bonheur peut être trouvé immédiatement, ici et maintenant. Pour lui, le moindre moment d'existence acquiert une valeur infinie s'il est bien vécu.

Comment apprendre à profiter des plaisirs du présent ? Comme le soutiennent Hadot, Goethe et Épicure, nous devons apprendre à nous concentrer sur le présent sans être distraits par les souvenirs d'un passé déplaisant et par la peur de l'avenir. Nous devons rendre présentes des pensées et des actions plaisantes. Et nous devons accepter que la qualité

---

1. Cité dans P. Hadot, « "Le présent seul est notre bonheur". La valeur de l'instant présent chez Goethe et dans la philosophie antique », *Diogène* 133, janvier-mars 1986, p. 56-81.
2. R. M. Rilke, *Elégies de Duino*, trad. fr. F. Daillie, Bordeaux, L'escampette, 2000, p. 79.

du moment ne dépend ni de sa durée, ni de la quantité de désirs qu'il satisfait. Le meilleur des moments est celui qui contient la moindre quantité d'inquiétude et le plus de paix d'esprit. Vivre de tels moments semble accessible, même lorsque sa vie est alourdie par la maladie. Comme le quadruple remède nous l'enseigne, ce qui est bon est facile à obtenir.

La souffrance de l'âme discutée par Nussbaum est la source de notre incapacité à être heureux au présent. Les désirs, les passions et les frustrations sont des obstacles au bonheur au présent, parce qu'ils nous distraient de sa plénitude et de sa beauté et orientent notre esprit vers des exigences futures ou des échecs passés. Les plaisirs les plus purs, les plus intenses, peuvent être obtenus au présent. La qualité de ce plaisir est indépendante de sa durée et n'a pas besoin de durer longtemps pour être parfait. Comme le dit Épicure, « le temps fini et infini nous apportent le même plaisir, si nous en mesurons les limites par la raison »[1]. Cela peut nous paraître étrange, mais on peut lui donner un sens si nous employons l'analogie proposée par Hadot. Un petit cercle n'est pas moins un cercle qu'un grand cercle. De la même manière, le plaisir parfait n'est pas moins plaisant s'il ne dure qu'un instant au lieu de durer une vie entière. Ce qui importe, c'est la qualité du plaisir au moment où il est vécu. La prolongation du plaisir n'en modifie pas l'essence.

Hadot en conclut que le plaisir est pleinement contenu dans l'instant et qu'il n'y a besoin de rien d'autre pour obtenir le bonheur. Si nous limitons nos désirs de manière raisonnable, par la seule poursuite de désirs naturels et nécessaires, nous pouvons immédiatement accéder au bonheur. Comme le dit le quatorzième proverbe épicurien de la *Vatican Collection*, « toi, qui pourtant n'es pas maître du lendemain, tu renvoies à plus tard ce qui donne de la joie ; or la vie est ruinée par l'attente et chacun, parmi nous, meurt dans l'affairement »[2]. Considérer chaque jour et chaque moment comme un don imprévu peut provoquer en nous la transformation prônée par les épicuriens. Cesser de ressentir les moments de tous les jours comme monotones, le présent comme lassant et l'instant comme dénué d'importance est le moyen de parvenir à un bonheur immédiat, au présent.

Le bonheur épicurien exige un changement de perspective. Si nous cessons de voir le bonheur comme un accomplissement rare et le considérons en tant qu'état simple, accessible, nous pouvons le trouver ici

---

1. Cité dans P. Hadot, « "Le présent seul est notre bonheur". La valeur de l'instant présent chez Goethe et dans la philosophie antique », art. cit.
2. Épicure, *Lettres, maximes et autres textes*, *op. cit.*, p. 118.

et maintenant. Il ne s'agit pas de tenter d'éliminer les défis et les difficultés de la vie, mais de montrer que le bonheur est à portée de main. Nous pouvons maintenant revenir à l'épigraphe de ce livre et le comprendre du point de vue épicurien :

> La voix de la chair : "Ne pas être affamé, ne pas avoir soif, ne pas avoir froid." Qui a cela, et a l'espoir de l'avoir plus tard, peut même rivaliser avec Zeus pour ce qui est du bonheur [1].

Comme nous l'avons vu, vivre dans le passé ou placer ses espoirs en l'avenir perturbe le bonheur au présent. Se limiter au moment présent, ou apprendre à vivre dans l'instant, est une autre manière de décrire l'importance donnée au présent par les épicuriens. Si nous y réfléchissons, ni le passé ni l'avenir ne nous appartiennent. Le passé est déjà fixé, et nous ne pouvons pas le changer. L'avenir n'est pas encore arrivé, donc nous ne pouvons pas le diriger. Aucun des deux ne se trouve sous notre contrôle.

Seul le présent, notre perception et notre expérience de celui-ci, sont sous notre contrôle. Si nous recentrons notre attention, loin du passé et du futur, vers le présent, il devient possible de nous concentrer sur ce que nous faisons et d'en profiter. À bien considérer les troubles mentaux, on peut voir qu'ils comportent principalement une anxiété à l'égard des événements futurs ou une tristesse à l'égard des événements passés. Nous sommes rarement inquiets du moment présent. Dans la conscience du moment présent se trouve l'une des clés pour réduire l'inquiétude à propos des événements qui échappent partiellement ou totalement à notre contrôle.

Comment ce point de vue s'applique-t-il à la maladie ? Je pense que ce privilège accordé au présent peut modifier en profondeur l'expérience de la maladie. Il nous permet de localiser la source d'angoisse dans le passé, par exemple, en ressassant les souvenirs des choses que je ne peux plus faire, et dans le futur, par exemple, en craignant des souffrances futures et la mort. Nous pouvons ensuite nous tenir à distance des deux en nous concentrant sur le présent, et de ce fait trouver une manière de bien vivre avec la maladie. Se concentrer sur les capacités, les joies et les expériences présentes plutôt que s'inquiéter d'un passé qui n'existe plus et d'un futur qui n'existe pas encore : il s'agit d'une manière d'éviter certaines des souffrances causées par la maladie.

La maladie peut être un voyage. Comme certains voyages, vous ne savez pas toujours où cela vous mènera. Ce voyage-ci est parti

---

1. Épicure, *Lettres, maximes et autres textes*, *op. cit.*, p. 121.

d'expériences personnelles de la maladie pour construire une exploration philosophique de leur sens. Avec l'aide de la phénoménologie, il a lié en chemin le personnel-subjectif et le philosophique-objectif. Le voyage se termine, ou plutôt s'arrête, ici, en plein milieu. Dans le présent. Où je suis maintenant. Je ne sais pas ce que le futur va m'apporter ; personne ne le sait. Mais être ici, maintenant, cela me suffit.

Cela ne veut pas dire que j'ai tout abandonné. Bien au contraire, je suis devenue une patiente militante. Je fais du bénévolat pour *LAM Action*, qui tente de faire avancer la recherche et les essais thérapeutiques pour aider les patientes nouvellement diagnostiquées. J'ai été surprise de découvrir à quel point le lobby et le soutien financier des patients peuvent soutenir le travail des chercheurs. J'ai participé à l'organisation de rencontres, à la promotion du don de tissus pour la recherche, et j'écris des articles pour certains sites internet. Je donne des conférences pour accroître la visibilité et les fonds pour la recherche. J'écris et parle de la LAM et des pénuries chroniques en organes pour la greffe à chaque occasion possible. Mon travail académique se concentre maintenant sur l'application de la phénoménologie dans la formation médicale et sanitaire. Faire ces choses est un autre moyen de triompher de ma situation, une autre manière de dire non au désespoir. La LAM est une pathologie qui a peu de représentantes parce qu'elle est si rare. C'est pourquoi je suis devenue ma propre avocate, comme d'autres femmes atteintes de LAM. Nous refusons d'accepter cette condamnation à une mort sous 10 ans proclamée par le manuel de diagnostic, qui fut mon premier contact avec la LAM il y a 12 ans.

Et je continue donc à utiliser mon vélo électrique pour aller au travail, aux cours de yoga, et pour rendre visite aux amis et à la famille. Je continue à promener le chien, à écouter de la musique et à écrire. Je continue à vivre. Parfois, ma maladie me rend la vie dure. Elle me prend souvent plus de temps et d'espace que je le souhaiterais. Mais elle m'a aussi donné la capacité d'être pleinement heureuse au présent, en étant *ici* et *maintenant*.

LAM : FAITS ET CHIFFRES

La LAM est une pathologie rare et souvent mortelle qui touche les femmes et qui se déclare lorsqu'elles sont en âge de concevoir. Dans la LAM, qui est une pathologie multisystémique, similaire au cancer, les cellules anormales prolifèrent dans les poumons, les reins, l'abdomen, les vaisseaux lymphatiques et sanguins. Cela mène à un pneumothorax, à l'essoufflement, à une accumulation de fluide dans les poumons et l'abdomen et, occasionnellement, à des saignements provenant de tumeurs aux reins. La pathologie progresse à une vitesse variable, mais elle débouche sur une défaillance respiratoire pour la majorité des patients. Il n'y a pas de traitement contre la LAM, bien qu'il ait été découvert que le médicament *sirolimus* empêche la progression de la maladie. On estime qu'il y a 250 000 femmes à travers le monde qui souffrent de la LAM, ce qui inclut parmi elles celles qui souffrent d'une pathologie génétique appelée « sclérose tubéreuse complexe ». La greffe des poumons est une solution de dernier recours si un donneur compatible peut être trouvé, mais il existe une pénurie critique de poumons pour ce genre de greffe. (Source : Professeur Simon Johnson, directeur du *National Centre for LAM*, Nottingham, R-U.)

On peut trouver sur le site de l'association *France LAM* de l'information, de l'aide et du soutien pour la recherche :
https://francelam.org
Pour avoir plus d'informations sur le don d'organes en France :
https://www.dondorganes.fr

BIBLIOGRAPHIE

AMUNDSON R., « Disability, Handicap and the Environment », *Journal of Social Philosophy* 23 (1), 1992, p. 105-18.

ANDERSEN H. C. *Contes d'Andersen*, trad. fr. D. Soldi, Paris, Hachette, 1876.

BACHELARD G., *La Poétique de l'Espace*, Paris, P.U.F., 1958.

BALDWIN T. (ed.), *Reading Merleau-Ponty*, London, Routledge, 2007.

BOORSE C., « On the Distinction between Disease and Illness », *Philosophy and Public Affairs* 5(1), 1977, p. 49-68.

– « Le concept théorique de santé », trad. fr. E. Giroux, dans E. Giroux et M. Lemoine (éd.), *Textes clés de philosophie de la médecine. Vol. II : Santé, maladie, pathologie*, Paris, Vrin, 2012, p. 61-120.

BROOME M., « Taxonomy and Ontology in Psychiatry: A Survey of Recent Literature », *Philosophy, Psychiatry, and Psychology* 13 (4), 2006, p. 303-320.

BUBER M., *Je et Tu* [1923], trad. fr. G. Blanquis, Paris, Aubier, 1993.

BURY M., « Chronic Illness as a Biographical Disruption », *Sociology of Health and Illness* 4, 2, 1982, p. 167-182.

CAREL H., *Life and Death in Freud and Heidegger*, Amsterdam, Rodopi, 2006.

– « Can I be Ill and Happy ? », *Philosophia* 35 (2), 2007, p. 95-110.

– « Temporal Finitude and Finitude of Possibility: The Double Meaning of Death in Being and Time », *International Journal of Philosophical Studies* 15 (4), 2007, p. 541-556.

– *Phenomenology of Illness*, Oxford, Oxford University Press, 2016.

– I. J. Kidd et R. Pettigrew, « Illness as Transformative Experience », *The Lancet* 388 (10050), 2016, p. 1152-1153.

CERBONE D., *Understanding Phenomenology*, Stocksfield, Acumen, 2006.

COOPER R., « Disease », *Studies in History and Philosophy of Biological and Biomedical Sciences* 33, 2002, p. 263-282.

– *Classifying Madness: A Philosophical Examination of the Diagnostic and Statistical Manual of Mental Disorders*, Berlin, Springer, 2005.

– *Psychiatry and Philosophy of Science*, Stocksfield, Acumen, 2007.

CORNWELL J., *Hard-Earned Lives: Accounts of Health and Illness from East London*, London, Routledge, 1985.

COUTURIER M., *Nabokov ou la cruauté du désir : lecture psychanalytique*, Seyssel, Champ Vallon, 2004.

DIDION J., *L'année de la pensée magique*, trad. fr. P. Demarty, Paris, Grasset, 2007.

ÉPICURE, *Lettres, maximes et autres textes*, P. Morel (ed.), Paris, Flammarion, 2011.

FELDMAN F., *Pleasure and the Good Life: Concerning the Nature, Varieties and Plausibility of Hedonism*, Oxford, Oxford University Press, 2004.

FISCHER J. M. (ed.), *The Metaphysics of Death*, Palo Alto, CA, Stanford University Press, 1993.

FREUD S., *Actuelles sur la guerre et la mort et autres textes* [1915], trad. fr. J. Altounian, A. Bourguignon, A. Cherki. P. Cotet, A. Rauzy, Paris, P.U.F., 2012.

FRICKER M., *Epistemic Injustice: Power and the Ethics of Knowing*, Oxford, Oxford University Press, 2007.

FULFORD W., « Praxis makes Perfect : Illness as a Bridge between Biological Concepts of Disease and Social Conceptions of Health », *Theoretical Medicine and Bioethics* 14 (4), 1993, p. 305-320.

GOFFMAN E., *Stigmate. Les usages sociaux des handicaps* [1963], trad. fr. A. Kihm, Paris, Minuit, 1975.

HADOT P., « "Le présent seul est notre bonheur". La valeur de l'instant présent chez Goethe et dans la philosophie antique », *Diogène* 133, janvier-mars 1986, p. 56-81.

HEIDEGGER M., *Être et temps* [1927], trad. fr. E. Martineau, Authentica (hors commerce), 1985.

– *Prolégomènes à l'histoire du concept de temps* [1925], trad. fr. A. Boutot, Paris, Gallimard, 2006.

– *Les concepts fondamentaux de la métaphysique* [1929-1930], trad. fr. D. Panis, Paris, Gallimard, 1992.

HUMBER J., R. ALMEDER (eds.), *What is Disease ?*, Totowa, Humana Press, 1997.

LANGER M., *Merleau-Ponty's Phenomenology of Perception*, Basingstoke, Macmillan, 1989.

LINDSEY E., « Health within Illness: Experiences of Chronically Ill/ Disabled People », *Journal of Advanced Nursing* 24, 1996, p. 465-472.

LUCRÈCE, *De la nature*, trad. fr. J. Kany-Turpin, Paris, Aubin, 1993.

MATTHEWS E., *The Philosophy of Merleau-Ponty*, Stocksfield, Acumen, 2002.

MERLEAU-PONTY M., *Phénoménologie de la perception*, Paris, Gallimard, 1945.

– « Un inédit de Maurice Merleau-Ponty », *Revue de Métaphysique et de Morale* 67, 1962, p. 401-409.

MONTAIGNE M. de, *Essais. Livre premier* [1580] Paris, Gallimard, 2009.

MORAN D., *Introduction to Phenomenology*, London, Routledge, 2000.

MULHALL S., *Routledge Philosophy Guidebook to Heidegger and Being and Time*, London, Routledge, 1996.

NABOKOV V., *Invitation to a Beheading* [1935], London, Weidenfeld & Nicolson, 1959.

NAGEL T., « Death » [1979], in *The Metaphysics of Death*, J. M. Fischer (ed.), Stanford, CA, Stanford University Press, 1993, p. 61–69.

NANCY J.-L., *L'intrus*, Paris, Galilée, 2000.

NIETZSCHE F., *Ecce homo, comment on devient ce qu'on est* [1908], trad. fr. J. Hémery, Paris, Gallimard, 2012.

NORDENFELT L., *On the Nature of Health*, Dordrecht, D. Reidel, 1987.

NUSSBAUM M., *The Therapy of Desire*, Princeton, Princeton University Press, 1994.

PARSONS T., *The Social System*, Glencoe (IL), The Free Press, 1951.

PAUL L. A., *Transformative Experience*, Oxford, Oxford University Press, 2014.

PLATON, *Phédon*, trad. fr. M. Dixsaut, Paris, Flammarion, 1991.

POLT R., *Heidegger: An Introduction*, London, UCL Press, 1998.

RILKE R. M., *Elégies de Duino*, trad. fr. F. Daillie, Bordeaux, L'escampette, 2000.

SONTAG S., *La maladie comme métaphore* [1978], trad. fr. M. Paloméra, Paris, Christian Bourgeois, 2005.

SVENAEUS F., *The Hermeneutics of Medicine and the Phenomenology of Health*, Dordrecht, Kluwer, 2000.

TOOMBS S. K., « The Meaning of Illness: A Phenomenological Approach to the Patient-Physician Relationship », *Journal of Medicine and Philosophy*, vol. 12, Issue 3, August 1987, p. 219-240

– « Illness and the Paradigm of the Lived Body », *Theoretical Medicine* 9, 1988, p. 201-226.

– « The Lived Experience of Disability ». *Human Studies* 18, 1995, p. 9-23.

– *The Meaning of Illness: A Phenomenological Account of the Different Perspectives of Physician and Patient*, New York, Springer, 1999.

– *Handbook of Phenomenology and Medicine*, New York, Springer, 2001.

WARREN J., *Facing Death: Epicurus and His Critics*, Oxford, Clarendon Press, 2004.

WILLIAMS S. J., *Medicine and the Body*, London, Sage, 2003.

TABLE DES MATIÈRES

Achevé d'imprimer en juin 2022 par *La Manufacture - Imprimeur* – 52200 Langres
Imprimé en France – N° d'imprimeur : 220554 – Dépôt légal : juin 2022